CINESIOTERAPIA

Revisão técnica:

Rodrigo Della Méa Plentz
Graduado em Fisioterapia
Especialista em Fisiologia do Exercício e Biomecânica
Especialista em Fisioterapia Músculo Esquelética
Mestre em Ciências Fisiológicas
Doutor em Medicina (Nefrologia)

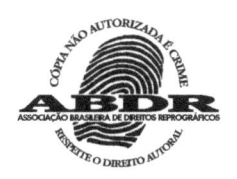

F156c   Fagundes, Diego Santos.
            Cinesioterapia / Diego Santos Fagundes e Verônica Farias de Vargas ; revisão técnica: Rodrigo Della Méa Plentz. – Porto Alegre : SAGAH, 2023.

            ISBN 978-65-5690-459-7

            1. Fisioterapia – Cinesioterapia. I. Vargas, Verônica Farias de. II. Título.

            CDU 615.8

Catalogação na publicação: Karin Lorien Menoncin – CRB 10/2147

CINESIOTERAPIA

Diego Santos Fagundes
Graduado em Fisioterapia
Especialista em Diagnóstico Genético e Molecular
MBA Executivo em Administração de Empresas com Ênfase em Gestão
Diploma de Estudios Avanzados (D.E.A) em Fisiologia
Doutor em Farmacologia e Fisiologia
Certificado de Formador Flipped Learning Nível I

Verônica Farias de Vargas
Graduada em Fisioterapia
Especialista em Fisioterapia Cardiorrespiratória
Mestre em Ciências da Reabilitação

Porto Alegre,
2023

sagah⁺

© Grupo A Educação S.A., 2023

Gerente editorial: *Arysinha Affonso*

Colaboraram nesta edição:
Editora responsável: *Dieimi Deitos*
Assistente editorial: *Yasmin Lima dos Santos*
Preparação de originais: *Mariana Belloli*
Capa: *Paola Manica | Brand&Book*
Editoração: *Ledur Serviços Editoriais Ltda.*

> **Importante**
>
> Os *links* para *sites* da *web* fornecidos neste livro foram todos testados, e seu funcionamento foi comprovado no momento da publicação do material. No entanto, a rede é extremamente dinâmica; suas páginas estão constantemente mudando de local e conteúdo. Assim, os editores declaram não ter qualquer responsabilidade sobre qualidade, precisão ou integralidade das informações referidas em tais *links*.

Reservados todos os direitos de publicação ao GRUPO A EDUCAÇÃO S.A.
(Sagah é um selo editorial do GRUPO A EDUCAÇÃO S.A.)

Rua Ernesto Alves, 150 – Floresta
90220-190 Porto Alegre RS
Fone: (51) 3027-7000

SAC 0800 703-3444 – www.grupoa.com.br

É proibida a duplicação ou reprodução deste volume, no todo ou em parte, sob quaisquer formas ou por quaisquer meios (eletrônico, mecânico, gravação, fotocópia, distribuição na Web e outros), sem permissão expressa da Editora.

IMPRESSO NO BRASIL
PRINTED IN BRAZIL

APRESENTAÇÃO

A recente evolução das tecnologias digitais e a consolidação da internet modificaram tanto as relações na sociedade quanto as noções de espaço e tempo. Se antes levávamos dias ou até semanas para saber de acontecimentos e eventos distantes, hoje temos a informação de maneira quase instantânea. Essa realidade possibilita a ampliação do conhecimento. No entanto, é necessário pensar cada vez mais em formas de aproximar os estudantes de conteúdos relevantes e de qualidade. Assim, para atender às necessidades tanto dos alunos de graduação quanto das instituições de ensino, desenvolvemos livros que buscam essa aproximação por meio de uma linguagem dialógica e de uma abordagem didática e funcional, e que apresentam os principais conceitos dos temas propostos em cada capítulo de maneira simples e concisa.

Nestes livros, foram desenvolvidas seções de discussão para reflexão, de maneira a complementar o aprendizado do aluno, além de exemplos e dicas que facilitam o entendimento sobre o tema a ser estudado.

Ao iniciar um capítulo, você, leitor, será apresentado aos objetivos de aprendizagem e às habilidades a serem desenvolvidas no capítulo, seguidos da introdução e dos conceitos básicos para que você possa dar continuidade à leitura.

Ao longo do livro, você vai encontrar hipertextos que lhe auxiliarão no processo de compreensão do tema. Esses hipertextos estão classificados como:

Saiba mais

Traz dicas e informações extras sobre o assunto tratado na seção.

Fique atento

Alerta sobre alguma informação não explicitada no texto ou acrescenta dados sobre determinado assunto.

Exemplo

Mostra um exemplo sobre o tema estudado, para que você possa compreendê-lo de maneira mais eficaz.

Link

Indica, por meio de *links* e códigos QR*, informações complementares que você encontra na *web*.

https://sagah.maisaedu.com.br/

Todas essas facilidades vão contribuir para um ambiente de aprendizagem dinâmico e produtivo, conectando alunos e professores no processo do conhecimento.

Bons estudos!

---

* Atenção: para que seu celular leia os códigos, ele precisa estar equipado com câmera e com um aplicativo de leitura de códigos QR. Existem inúmeros aplicativos gratuitos para esse fim, disponíveis na Google Play, na App Store e em outras lojas de aplicativos. Certifique-se de que o seu celular atende a essas especificações antes de utilizar os códigos.

SUMÁRIO

A mecanoterapia e a cinesioterapia 11
Diego Santos Fagundes
   Introdução à mecanoterapia 11
   Cinesioterapia 14
   Mecanoterapia aplicada à cinesioterapia 15

Exercícios passivos 23
Diego Santos Fagundes
   Exercício terapêutico passivo 23
   Objetivos do exercício terapêutico passivo 24
   Planejamento de intervenções com exercícios passivos 26

Exercícios ativos e ativo-assistidos 31
Diego Santos Fagundes
   Exercício terapêutico ativo e ativo-assistido 31
   Metas do exercício terapêutico ativo e ativo-assistido 33
   Planejamento de intervenções com exercícios ativos e ativos-assistidos 34

Exercícios resistidos 39
Diego Santos Fagundes
   Exercícios terapêuticos resistidos 39
   Objetivos dos exercícios resistidos 41
   Planejamento das intervenções com exercícios resistidos 43

Exercícios isocinéticos 47
Diego Santos Fagundes
   Conceito de exercício isocinético 47
   Objetivos dos exercícios isocinéticos 49
   Planejamento das intervenções com exercícios isocinéticos 50

Exercícios de alongamento — ativos, passivos 55
Diego Santos Fagundes
   Conceito e definição de exercício de alongamento 55
   Tipos de exercício de alongamento 61
   Planejamento para prescrição e intervenção com os exercícios
      de alongamento 63

Exercícios pliométricos...69
Diego Santos Fagundes
- O exercício pliométrico..69
- Objetivo do exercícios pliométricos 72
- Planejamento das intervenções com exercícios pliométricos 72

Exercícios em cadeia cinética aberta e fechada...........................77
Diego Santos Fagundes
- Cadeia cinética aberta e cadeia cinética fechada..77
- Objetivos dos exercícios realizados em cadeia cinética aberta e fechada............79
- Planejamento das intervenções com exercícios em cadeia cinética aberta e fechada..80

Treinamento sensório-motor...87
Diego Santos Fagundes
- Sistema sensório-motor..87
- Treinamento sensório-motor..89
- Planejamento das intervenções utilizando treinamento sensório-motor............91

O método Pilates..95
Veronica Farias de Vargas
- O método Pilates..95
- Objetivos e equipamentos do método Pilates..99
- Planejando intervenções com o método Pilates..101

Facilitação Neuromuscular Proprioceptiva (FNP).........................107
Veronica Farias de Vargas
- O método Facilitação Neuromuscular Proprioceptiva (FNP).........................107
- Objetivos dos exercícios com FNP..110
- Planejamento de intervenções práticas com as diagonais da FNP.............113

Cadeias musculares — Método G.D.S.. 119
Diego Santos Fagundes
- As cadeias musculares e articulares do método GDS......................................119
- Características das cadeias musculares e articulares do método GDS............ 123
- Patologias comuns associadas a cada tipologia..126

Cadeias musculares — RPG...131
Diego Santos Fagundes
- As cadeias musculares do método RPG..131
- As posturas de RPG 138

Método McKenzie 145
Diego Santos Fagundes
- O método McKenzie..145
- As estratégias de abordagem do método McKenzie 147
- Benefícios do MDT...149

Método de estabilização central — *core training* 151
Diego Santos Fagundes
   Os músculos do *core* 151
   Objetivos do método de estabilização central na reabilitação física 154
   Planejamento das intervenções com exercícios de estabilização central 154

Exercícios em suspenção — *sling training, sling desk therapy*, TRX® 159
Diego Santos Fagundes
   Os exercícios em suspensão 159
   Objetivos dos exercícios em suspensão 161
   Planejamento das intervenções com exercícios em suspensão 163

A mecanoterapia e a cinesioterapia

Objetivos de aprendizagem

Ao final deste texto, você deve apresentar os seguintes aprendizados:

- Definir os diferentes recursos mecanoterapêuticos.
- Identificar como os recursos mecanoterapêuticos podem ajudar na cinesioterapia.
- Preparar atividades utilizando os diferentes recursos mecanoterapêuticos.

Introdução

A cinesioterapia é uma abordagem da fisioterapia que se utiliza do movimento humano para a recuperação da funcionalidade, trabalhando força, flexibilidade, amplitude de movimento articular e, até mesmo, dor. Os dispositivos mecanoterapêuticos otimizam a cinesioterapia, facilitando ou resistindo ao movimento e auxiliando na mobilização de tecidos moles e trações de segmentos corporais.

Neste capítulo, você vai estudar a relação da mecanoterapia com a cinesioterapia. Além disso, vai ver como planejar intervenções cinesioterapêuticas com a utilização da mecanoterapia, com foco na otimização dos aspectos cinético-funcionais.

Introdução à mecanoterapia

A mecanoterapia se caracteriza pela utilização terapêutica de dispositivos mecânicos com o propósito de evocar e guiar movimentos por meio de forças mecânicas externas. Com a mecanoterapia, o fisioterapeuta pode otimizar os exercícios terapêuticos na trajetória, força e amplitude de movimento e, com isso, obter mais eficácia em sua prescrição terapêutica.

O início da mecanoterapia se atribui ao médico sueco Jonas Gustav Zander (1835-1920). Gustav acreditava que os pacientes que necessitavam de ginástica médica poderiam se beneficiar de exercícios realizados em máquinas. Então, em parceria com um engenheiro, desenvolveu aparelhos para a realização de ginástica médica, o que deu origem ao método Zander e aos Institutos Zander (FISCHINGER, J.; FISCHINGER, A.; FISCHINGER, D., 2009; TERLOUW, 2007)

Considerado o pai da mecanoterapia, Zander imprimia em suas invenções conceitos físicos utilizados até hoje na mecanoterapia. Sua abordagem mecanicista da fisioterapia utilizava pesos e alavancas, de modo que a resistência aplicada ao movimento do paciente poderia ser regulada conforme o objetivo ou a necessidade.

Atualmente, a mecanoterapia faz parte do arcabouço de métodos e técnicas utilizados pelo fisioterapeuta na reabilitação cinético-funcional (BRASIL, 2016). Alguns dos equipamentos que compõem a mecanoterapia são (MINAS GERAIS, 2012):

- Equipamentos mecânicos e eletromecânicos utilizados durante a sessão de fisioterapia: equipamentos de tração, esteiras, cicloergômetros, estações de ginástica, etc.
- Equipamentos de apoio à terapia: equipamentos e materiais auxiliares aos exercícios terapêuticos, como faixas elásticas, tubos de látex, bolas, rolos, bastões, exercitadores de mão, halteres, anilhas, caneleiras, barras de *ling*/espaldares, barras paralelas, escadas e rampas, mesas de ortostatismo, tábuas de equilíbrio, brinquedos, camas elásticas, *steps*, colchonetes, travesseiros, almofadas, espumas, rolos de posicionamento, cunhas, tatames, cadeiras de rodas, andadores, muletas, bengalas, mesas de drenagem postural, etc.

Saiba mais

Na atualidade, cada vez mais são utilizados dispositivos mecanoterapêuticos que integram realidade virtual, oportunizado novas possibilidades às sessões de fisioterapia e terapia ocupacional na reabilitação motora.

Os objetivos da utilização da mecanoterapia são os seguintes:

- Proporcionar interação e auxílio na execução da hidrocinesioterapia e cinesioterapia.
- Evocar desenvolvimento, manutenção e promoção das funções físicas e cinético-funcionais (força, velocidade, mobilidade, flexibilidade, resistência, equilíbrio, coordenação, gesto motor e/ou funcional) (KISNER; COLBY, 2016).
- Estabelecer o balanço articular, muscular e funcional.
- Proporcionar ao paciente novos desafios à conduta terapêutica (XHARDEZ, 2001).

Os dispositivos mecanoterapêuticos podem ser classificados de acordo com sua função. Os dispositivos que **facilitam o movimento** são aqueles que auxiliam na execução dos movimentos propostos sem oferecer resistência ao movimento, como as barras paralelas, que facilitam a deambulação. Os dispositivos que **resistem aos movimentos** proporcionam resistência durante a excursão do movimento; um bom exemplo são os dispositivos mecanoterapêuticos com sistema de polias e molas que oferecem resistência. Outros dispositivos mecanoterapêuticos proporcionam a **mobilização** de tecidos moles e o **tracionamento** de segmentos articulares (VOIGHT; HOOGENBOOM; PRENTICE, 2014; BIENFAIT, 1999).

Saiba mais

Existem pesquisas científicas que avaliam os efeitos da mecanoterapia em nível molecular, celular e tecidual. Surge aí uma nova área da mecanoterapia, chamada de **mecanobiologia**. Esses estudos suportam a ideia de que respostas mecanoadaptativas em decorrência de intervenções mecanoterapêuticas podem combater fisiopatologias, promovendo a recuperação e a homeostase (HUANG et al., 2013; OGAWA; HSU, 2013; OGAWA, 2011).

A prescrição e utilização da mecanoterapia está balizada por objetivos terapêuticos. Entre eles podemos citar o incremento da força e da potência muscular, a facilitação dos movimentos, funcionais ou não, o aumento do nível de dificuldade e a motivação do paciente (KISNER; COLBY, 2016; VOIGHT; HOOGENBOOM; PRENTICE, 2014; XHARDEZ, 2011).

> **Fique atento**
>
> Ao utilizar dispositivos mecanoterapêuticos, fique atento às medidas de segurança e aos cuidados com o paciente. Não se esqueça de realizar a manutenção sistemática e preventiva dos dispositivos a serem utilizados.

Cinesioterapia

A cinesioterapia é o treinamento planejado e sistemático de movimentos corporais, posturas ou atividades físicas, com finalidades de promoção, prevenção ou reabilitação cinético-funcional (KISNER; COLBY, 2016; BRODY; HALL, 2012).

O exercício terapêutico é uma maneira de praticar a cinesioterapia. De maneira geral, sempre que o fisioterapeuta prescrever a cinesioterapia será por meio da realização de exercícios terapêuticos (KISNER; COLBY, 2016; BRODY; HALL, 2012).

O exercício terapêutico é considerado um elemento de suma importância em muitos planos de intervenção e tratamento fisioterapêutico. É o desempenho e a execução sistemática dos movimentos planejados, posturas ou atividades pretendidas que capacitam o paciente a:

- prevenir ou evitar os comprometimentos;
- melhorar a condição cinético-funcional;
- reduzir o risco;
- otimizar a saúde geral;
- aprimorar a aptidão e o bem-estar.

O exercício terapêutico pode incluir condicionamento e recondicionamento aeróbico; força, potência e resistência; treinamento de equilíbrio, coordenação e agilidade; melhora da mecânica corporal e da percepção da postura; alongamento muscular; técnicas de amplitude de movimento; treinamento da marcha e da locomoção; e treinamento de padrões de movimento (KISNER; COLBY, 2016; BRODY; HALL, 2012).

A cinesioterapia é realizada com movimentos classificados em ativos, ativo-assistidos (que podem ser livres ou resistidos) e passivos.

Os **movimentos ativos** referem-se à atividade das fibras contráteis, de maneira analítica ou global, voluntária ou reflexa. É o movimento realizado ativamente de forma voluntária ou reflexa dentro da amplitude de movimento livre por meio da contração muscular. O paciente realiza o movimento sem auxílio externo, podendo ou não utilizar dispositivos para aumentar a resistência ao movimento (KISNER; COLBY, 2016; DUFOUR et al., 1989).

Os **movimentos ativo-assistidos** diferem-se do movimento ativo apenas pelo fato de que os músculos que iniciaram o movimento necessitam de auxílio externo para finalizá-lo (KISNER; COLBY, 2016). Assim, faz-se uso de um auxílio externo, que pode ser manual, mecânico ou por eletroterapia (por exemplo, Eletro Estimulação Funcional — FES).

Os **movimentos passivos** são realizados dentro da amplitude de movimento livre com um auxílio externo. Ao contrário do movimento ativo, não há atividade das fibras contráteis. Movimentos passivos são todos aqueles empregados pelo fisioterapeuta de maneira manual ou mecânica, como mobilizações tissulares e/ou articulares, trações e posicionamento articular e segmentar (KISNER; COLBY, 2016; DUFOUR et al., 1989).

Mecanoterapia aplicada à cinesioterapia

A mecanoterapia e a cinesioterapia são áreas da fisioterapia que se complementam. A mecanoterapia otimiza a cinesioterapia, facilitando ou resistindo ao movimento, ou auxiliando a mobilização de tecidos moles e trações de segmentos corporais.

Quando prescrevemos a cinesioterapia, devemos realizar um plano de intervenção de acordo com as necessidades do paciente, verificadas na avaliação cinético-funcional (KISNER; COLBY, 2016; XHARDEZ, 2001; DUFOUR et al., 1989). As informações apresentadas no Quadro 1 ajudam a facilitar a prescrição da cinesioterapia e otimizá-la juntamente com a mecanoterapia.

Quadro 1. Demonstração do racional para otimização da cinesioterapia com a mecanoterapia

Objetivo terapêutico	Objetivo mecanoterapêutico	Classificação do movimento	Tipo de contração muscular	Mecanoterapia de acordo com a classificação do movimento*	
				Ativo e ativo-assistido	Passivo
Força e resistência	Facilitação ou resistência	Ativo ou ativo-assistido	Isotônica, isométrica e isocinética	Pesos livres: halteres e tornozeleiras Faixas elásticas Polias com pesos Rolo de punho Rotor de punho Exercitador rolo e rotor de punho Mesa de *kanavel* Flexor de dedos ou "digiflex" Bolinhas de borracha Aparelho de *bonnet* Bicicleta ergométrica estacionária Esteira ergométrica *Step* Bastões com pesos Exercitador múltiplo — mecanoplus Exercitador múltiplo — plantiflex Aparelhos para contração isocinética (p. ex. Cybex)	—

(*Continua*)

(Continuação)

Quadro 1. Demonstração do racional para otimização da cinesioterapia com a mecanoterapia

Objetivo terapêutico	Objetivo mecanoterapêutico	Classificação do movimento	Tipo de contração muscular	Mecanoterapia de acordo com a classificação do movimento*	
				Ativo e ativo-assistido	Passivo
Ortostatismo e marcha				Maca ortostática Aparelho ereto (com mesa ou sem mesa) Estabilizador vertical Barras paralelas Escada progressiva com rampa Andadores Andador europa Muletas Bengalas Barras auxiliares (para parede ou vaso sanitário)	
Propriocepção e controle neuromuscular				Prancha de equilíbrio Tábua proprioceptiva Gangorra de equilíbrio Balancinho proprioceptivo Cama elástica Disco proprioceptivo Exercitador proprioceptivo de ombro Exercitador proprioceptivo de pé e tornozelo Bolas infláveis — *"bobath"* Rolos infláveis Bosu	

(Continua)

(Continuação)

Quadro 1. Demonstração do racional para otimização da cinesioterapia com a mecanoterapia

Objetivo terapêutico	Objetivo mecanoterapêutico	Classificação do movimento	Tipo de contração muscular	Mecanoterapia de acordo com a classificação do movimento*	
				Ativo e ativo-assistido	Passivo
Equilíbrio					
Mobilidade articular e flexibilidade muscular	Facilitação ou resistência	Ativo, ativo-assistido ou passivo	Isotônica, isométrica, isocinética e sem contração muscular	Espaldar ou barra de *ling* Bastão Polias altas Escada de dedos Roda de ombro Tábua ou quadro de quadríceps Plataforma de inversão/eversão Plataforma de alongamento dinâmico (*carnat*) *Pro-stretch* Tábua de alongamento sural Aparelhos para contração isocinética (p. ex. Cybex)	Aparelho de movimento passivo contínuo — CPM Mobilizações realizadas pelo fisioterapeuta (através de instrumentos ou manualmente)

(Continua)

(Continuação)

Quadro 1. Demonstração do racional para otimização da cinesioterapia com a mecanoterapia

Objetivo terapêutico	Objetivo mecanoterapêutico	Classificação do movimento	Tipo de contração muscular	Mecanoterapia de acordo com a classificação do movimento*	
				Ativo e ativo-assistido	Passivo
Relaxamento muscular e tração de segmentos	Tração e mobilização de tecidos moles	Passivo	Sem contração muscular	—	Cadeira para *"quick massage"* Massageadores (incluindo os elétricos) Bolinhas *"reflexball"* e *"sensyball"* Tração cervical de parede Mesa de tração cervical e lombar Tração cervical portátil

* Por falta de normatização em relação à identificação dos dispositivos no mercado, existem muitos dispositivos com funções idênticas e nomes distintos ou dispositivos multifunções ou com algumas variáveis em relação a outros.

A partir das informações do Quadro 1, podemos traçar um planejamento cinesioterapêutico com auxílio da mecanoterapia. Após a avaliação cinético--funcional, poderemos complementar o plano de ação terapêutico com a identificação do músculo ou grupo muscular de interesse, a seleção dos exercícios terapêuticos e dos dispositivos mecanoterapêuticos que possam auxiliar e a especificação e graduação da carga (resistência), se necessário. Diante disso, poderemos determinar o número de repetições e pausas, bem como a frequência e o ritmo dos movimentos (XHARDEZ, 2001).

Fique atento

Ao utilizar dispositivos mecanoterapêuticos, não se esqueça de instruir o paciente sobre o seu posicionamento ideal para a realização do movimento, para assim evitar movimentos compensatórios e sobrecarga músculo-articular indesejáveis.

Referências

BIENFAIT, M. *Fáscias e pompages*: estudo e tratamento do esqueleto fibroso. 3. ed. São Paulo: Summus, 1999.

BRASIL. Conselho Federal de Fisioterapia e Terapia Ocupacional. *Resolução nº. 476, de 20 de dezembro de 2016*. Reconhece e Disciplina a Especialidade Profissional de Fisioterapia em Gerontologia e dá outras providências. Brasília, DF, 2016. Disponível em: <https://www.coffito.gov.br/nsite/?p=6303>. Acesso em: 10 ago. 2018.

BRODY, L. T.; HALL, C. M. *Exercício terapêutico:* na busca da função. 3. ed. Rio de Janeiro: Guanabara Koogan, 2012.

DUFOUR, M. et al. *Cinesioterapia*: avaliações técnicas passivas e ativas do aparelho locomotor. Princípios. São Paulo: Médica Panamericana, 1989.

FISCHINGER, J.; FISCHINGER, A.; FISCHINGER, D. Doctor Zander's Medico-Mechanical Institute in Opatija. *Acta medico-historica Adriatica*, v. 7, n. 2, p. 253-266, 2009.

HUANG, C. et al. Mechanotherapy: revisiting physical therapy and recruiting mechanobiology for a new era in medicine. *Trends in Molecular Medicine*, v. 19, n. 9, p. 555-564, 2013.

KISNER, C.; COLBY, L. A. *Exercícios terapêuticos*: fundamentos e técnicas. 6. ed. Barueri, SP: Manole, 2016.

MINAS GERAIS. Secretaria de Estado de Saúde. *Resolução SES nº. 3182, de 23 de março de 2012*. Aprova o Regulamento Técnico que estabelece condições para a instalação e funcionamento de serviços de fisioterapia no Estado de Minas Gerais. Belo Horizonte, 2012. Disponível em: <http://www.saude.mg.gov.br/images/documentos/resolucao_3182.pdf>. Acesso em: 10 ago. 2018.

OGAWA, R. Mechanobiology of scarring. *Wound Repair and Regeneration*, v. 19, supl. 1, p. S2-S9, 2011. doi:10.1111/j.1524-475X.2011.00707.x

OGAWA, R.; HSU, C. K. Mechanobiological dysregulation of the epidermis and dermis in skin disorders and in degeneration. *Journal of Cellular and Molecular Medicine*, v. 17, n. 7, p. 817-822, 2013. doi: 10.1111/jcmm.12060

TERLOUW, T. J. The rise and fall of Zander-Institutes in The Netherlands around 1900. *Medizin, Gesellschaft, und Geschichte*, v. 25, p. 91-124, 2007.

VOIGHT, M. L.; HOOGENBOOM, B. J.; PRENTICE, W. (Ed.). *Técnicas de exercícios terapêuticos*: estratégias de intervenção musculoesquelética. Barueri, SP: Manole, 2014.

XHARDEZ, Y. *Vade-mécum de cinesioterapia e reeducação funcional*. 4. ed. São Paulo: Editora Andrei, 2001.

Leituras recomendadas

BAECHLE, T. R.; WESTCOTT, W. L. *Treinamento de força para a terceira idade*. 2. ed. Porto Alegre: Artmed, 2014.

DUFOUR, M.; PILLU, M. *Biomecânica funcional*: membros, cabeça, tronco. Barueri, SP: Manole, 2016.

HOUGLUM, P. A.; BERTOTI, D. (Ed.). *Cinesiologia clínica de Brunnstrom*. 6. ed. Barueri, SP: Manole, 2014.

LIMA, C. S.; PINTO, R. S. *Cinesiologia e musculação*. Porto Alegre: Artmed, 2011.

LIPPERT, L. S. *Cinesiologia clínica e anatomia*. 5. ed. Rio de Janeiro: Guanabara Koogan, 2013.

LOPES, A. *Dicionário ilustrado de fisioterapia*. 2. ed. Rio de Janeiro: Guanabara Koogan, 2007.

MEDINA, E. N. *Aplicações de realidade virtual despontam como novas possibilidades às sessões de fisioterapia e terapia ocupacional*. 2016. Disponível em: <http://www.brainn.org.br/aplicacoes-de-realidade-virtual-despontam-como-novas-possibilidades-as-sessoes-de-fisioterapia-e-terapia-ocupacional/>. Acesso em: 10 ago. 2018.

Exercícios passivos

Objetivos de aprendizagem

Ao final deste texto, você deve apresentar os seguintes aprendizados:

- Definir o conceito de exercício passivo.
- Identificar os objetivos do exercício passivo.
- Planejar intervenções utilizando exercícios passivos.

Introdução

Os exercícios passivos são aqueles realizados pelo fisioterapeuta dentro da amplitude de movimento do paciente, que está relaxado. Os exercícios passivos apresentam inúmeras indicações, como diminuir as complicações devido a processos de imobilização ou à incapacidade de se movimentar do paciente. Os exercícios passivos também apresentam limitações terapêuticas, que norteiam o planejamento das intervenções fisioterapêuticas.

Neste capítulo, você estudará o conceito de exercício passivo e os objetivos da sua prescrição, e verá como embasar o planejamento das intervenções utilizando esses exercícios.

Exercício terapêutico passivo

As mobilizações passivas por meio do exercício passivo podem ser caracterizadas como uma relação de cuidados que se estabelece entre o fisioterapeuta e o paciente. O fisioterapeuta, ativo, desenvolve técnicas e métodos de tratamento com o movimento; o paciente, relaxado tanto em plano físico quanto em plano psíquico, experimenta os procedimentos terapêuticos sem nenhuma participação motora voluntária.

Os exercícios passivos são realizados dentro da amplitude de movimento livre com um auxilio externo. De modo geral, não há contração voluntária das fibras musculares contráteis do paciente. Movimentos passivos são todos aqueles movimentos empregados pelo fisioterapeuta de maneira manual ou mecânica, como mobilizações tissulares e/ou articulares, trações e posicionamento articulares e segmentares (KISNER; COLBY, 2016; DUFOUR et al., 1989).

O exercício passivo trabalha dentro da amplitude de movimento passiva (ADM-passiva), ou seja, o movimento de um segmento corporal dentro da amplitude de movimento livre, que é produzido inteiramente por uma força externa. Ocorre pouca ou nenhuma contração muscular voluntária. A força externa pode ser tanto a ação da gravidade como de um dispositivo mecanoterapêutico, ou ainda ser do próprio paciente ou de outra pessoa, como o fisioterapeuta (KISNER; COLBY, 2016).

> **Saiba mais**
>
> **Amplitude de movimento (ADM):** é o grau de movimento ou a excursão de movimento articular permitido por uma articulação específica dentro do seu arco de movimento. A amplitude de movimento é limitada por ligamentos, cápsula articular, tendões, comprimento e extensibilidade dos músculos e fáscias, interposição de massas de tecidos moles, ou contato de um osso com outro.
> **Amplitude de movimento ativa (ADM-ativa):** é o movimento de um segmento corporal dentro da ADM livre, produzido pela contração ativa dos músculos que interagem com as articulações envolvidas.
> **Amplitude de movimento ativo-assistida (ADM-ativo-assistida):** é um tipo de exercício de ADM-ativa no qual uma força externa, manual ou mecânica, oferece assistência quando os músculos mobilizadores primários precisam de ajuda para completar o movimento.
> A ADM pode ser avaliada pelo fisioterapeuta com os métodos de **goniometria** e **fleximetria**.

Objetivos do exercício terapêutico passivo

A principal meta das mobilizações passivas com os exercícios passivos se centra em diminuir as complicações que poderiam ocorrer em virtude dos processos de imobilização ou da incapacidade voluntaria de movimentar-se (KISNER; COLBY, 2016). Mas também existem metas específicas, veja:

- Manter os movimentos fisiológicos, respeitando os eixos e planos anatômicos, para manter a elasticidade mecânica do músculo, minimizando os efeitos da formação de contraturas (VOIGHT; HOOGENBOOM; PRENTICE, 2014).
- Prevenir a rigidez e as deformações das estruturas tissulares.
- Favorecer o movimento do líquido sinovial para a nutrição da cartilagem e a difusão de materiais dentro da articulação.
- Diminuir a estase de líquidos, melhorando a dinâmica dos fluxos arteriovenosos e linfáticos.
- Prevenir a desmineralização óssea devido a uma melhora do aporte nutricional periadjacente.
- Conservar e restabelecer as imagens motrizes e a percepção do movimento (KISNER; COLBY, 2016).
- Modular a sensação de dor utilizando a teoria das comportas da dor, estimulando os receptores articulares (ACEVEDO GONZALEZ, 2013).
- Modular a espasticidade (KOPCZYNSKI, 2012).

Kisner e Colby (2014) citam em seu livro outras utilizações para as mobilizações da ADM passiva:

- Em locais onde existem estruturas teciduais que apresentam processo de inflamação aguda, o movimento passivo é benéfico; o movimento ativo poderia ser prejudicial para o processo de cicatrização, exacerbando o processo inflamatório. A inflamação aguda, após lesão ou cirurgia, de maneira geral perdura de 2 a 6 dias.
- Ao ensinar um programa de exercícios ativos ao paciente, muitas vezes o fisioterapeuta faz uso da ADM passiva para demonstrar o movimento desejado.
- Em diversas situações, o fisioterapeuta utiliza a mobilização passiva para avaliar as estruturas envolvidas.

A mobilização passiva realizada com os exercícios passivos apresentam algumas limitações terapêuticas Entre elas podemos citar que os exercícios passivos não previnem a hipotrofia muscular; não aumentam a força ou a resistência à fadiga; e não auxiliam a circulação sanguínea e linfática na mesma proporção que a contração muscular voluntaria (KISNER; COLBY, 2014).

> **Fique atento**
>
> A verdadeira ADM-passiva, relaxada, pode ser difícil de obter em um músculo inervado (dotado de fibras nervosas; por exemplo, os músculos são inervados por nervos motores e sensitivos) e com o paciente consciente (KISNER; COLBY, 2014, p. 52).

Planejamento de intervenções com exercícios passivos

O planejamento das intervenções fisioterapêuticas utilizando a mobilização passiva com os exercícios passivos passam, primeiramente, por uma avaliação cinético-funcional realizada pelo fisioterapeuta. Somente após essa avaliação se poderá prescrever exercícios passivos com uma maior assertividade dos objetivos propostos (LANCHA JÚNIOR; LANCHA, 2016; KISNER; COLBY, 2016).

Ao planejar suas intervenções utilizando exercícios passivos, você deve levar em consideração que as mobilizações passivas podem apresentar algumas situações de atenção por parte do fisioterapeuta ou até mesmo contraindicações, como:

- fraturas em período de consolidação;
- artrodese e osteotomia;
- acúmulo de líquido na articulação (derrame articular);
- processos infecciosos e inflamatórios agudos;
- anquilose total;
- excesso de dor articular com intolerância ao movimento;
- hiperlaxidão articular;
- tumores ósseos;
- osteopenia e osteoporose.

Ao realizar os exercícios passivos com as mobilizações passivas, o fisioterapeuta deve controlar algumas variáveis para que sejam adequadas à situação de cada paciente, como (LANCHA JÚNIOR; LANCHA, 2016; KISNER; COLBY, 2016; HOUGLUM, 2015):

- a adequada amplitude de movimento a ser trabalhada;
- a velocidade e a força a serem empregados ao movimento;
- a duração e a qualidade do movimento articular.

Outro ponto importante que você deve levar em consideração na hora de realizar os exercícios passivos se refere ao **posicionamento do paciente**, que deve garantir o máximo de conforto ao paciente e permitir a eficácia dos gestos terapêuticos. O paciente deve ser colocado em uma posição agradável, que não lhe ocasione incômodos, pois, de modo geral, o paciente não deve empregar esforço prolongado para manter uma posição de relaxamento da área ou região a ser tratada. Outro ponto importante é considerar alguns parâmetros, que propiciam uma aplicação ótima da técnica de exercício passivos, como:

- qualidade e conforto da maca e ou cadeiras utilizadas pelo paciente durante a terapia;
- temperatura das mãos do fisioterapeuta;
- roupas que o paciente utiliza durante a terapia, que devem ser adequadas à proposta terapêutica (ADLER; BECKERS; BUCK, 2007);
- caso necessário, para um melhor posicionamento do paciente, utilizar almofadas, cunhas e coxins (KISNER; COLBY, 2016; HOUGLUM, 2015; DUFOUR et al., 1989).

O posicionamento do fisioterapeuta deve ser ao mesmo tempo confortável, estável e eficaz. Assim, o fisioterapeuta consegue manter seu equilíbrio postural adequado e saudável, evitando que se canse. A posição do fisioterapeuta também deve permitir uma visão ampla e constante do paciente — inclusive de seu rosto, para poder verificar expressões faciais de dor, tensão entre outras (ADLER; BECKERS; BUCK, 2007).

Existem três modos de mobilização passiva com os exercícios passivos, veja quais são (KISNER; COLBY, 2016; HOUGLUM, 2015; DUFOUR et al., 1989):

1. **Mobilização analítica simples:** focada em uma única articulação, seguindo o eixo mecânico articular em um único plano de referências, respeitando a fisiologia articular. Exemplo: para a flexão de joelho, o fisioterapeuta conduz o movimento no plano sagital, seguindo o eixo da flexo-extensão, respeitando a rotação interna do joelho.
2. **Mobilização analítica específica:** é igual à mobilização analítica simples, mas são associadas técnicas de descompressão ou deslizamentos articulares, para um maior ganho de mobilidade onde há uma limitação de ADM.
3. **Mobilização passiva funcional:** ao contrário das mobilizações anteriores, esta mobilização combina e associa diversas possibilidades funcionais de uma ou varias articulações. O objetivo é incluir a arti-

culação deficitária em um esboço cinético funcional que se aproxime de um gesto que traga função.

Exemplo

Em geral, a flexibilidade diminui gradualmente no decorrer dos anos, e as posturas habituais, laborais ou não, levam ao encurtamento adaptativo dos músculos. Ao longo dos anos, o déficit de flexibilidade tende a se tornar permanente e irreversível, especialmente quando o desenvolvimento da osteoartrite provoca a calcificação de tecidos adjacentes articulares. Um bom exemplo é o pé do bebê, que apresenta uma grande flexibilidade em comparação ao pé de um adulto, que tende a ser rígido após anos de restrição em diversos tipos de calçados. Sendo assim, as mobilizações passivas com exercícios passivos, quando bem prescritas e realizadas, provavelmente matém ou aumentam a flexibilidade, evitando alterações ósteo-músculo-tendinosas, déficits posturais, entre outras alterações cinético-funcionais (HOUGLUM, 2015; BRODY; HALL, 2012).

Link

Machado et al. (2017) concluíram que a mobilização precoce em UTI, de forma passiva, utilizando um protocolo com um cicloergômetro em pacientes sob ventilação mecânica (VM), pode aumentar de forma significativa a força muscular periférica desses pacientes; porém, ela não altera o tempo de VM e de internação hospitalar. Se quiser saber mais sobre essa pesquisa, acesse o artigo (em inglês), disponível no link a seguir.

https://goo.gl/n4R2oM

Referências

ACEVEDO GONZALEZ, J. C. Ronald Melzack and Patrick Wall: la teoría de la compuerta: más allá del concepto científico dos universos científicos dedicados al entendimiento del dolor. *Revista de la Sociedad Española del Dolor*, v. 20, n. 4, p. 191-202, ago. 2013. Disponível em: <http://scielo.isciii.es/pdf/dolor/v20n4/articuloespecial.pdf>. Acesso em: 11 ago. 2018.

ADLER, S. S.; BECKERS, M. B.; BUCK, M. *PNF*: facilitação neuromuscular proprioceptiva: um guia ilustrado. 2. ed. Barueri, SP: Manole, 2007.

BRODY, L. T.; HALL, C. M. *Exercício terapêutico*: na busca da função. 3. ed. Rio de Janeiro: Guanabara Koogan, 2012.

DUFOUR, M. et al. *Cinesioterapia*: avaliações técnicas passivas e ativas do aparelho locomotor. Princípios. São Paulo: Médica Panamericana, 1989.

HOUGLUM, P. A. *Exercícios terapêuticos para lesões musculoesqueléticas*. 3. ed. Barueri, SP: Manole, 2015.

KISNER, C.; COLBY, L. A. *Exercícios terapêuticos*: fundamentos e técnicas. 6. ed. Barueri, SP: Manole, 2016.

KOPCZYNSKI, M. (Coord.). *Fisioterapia em neurologia*. Barueri, SP: Manole, 2012.

LANCHA JÚNIOR, A. H.; LANCHA, L. O. (Org.). *Avaliação e prescrição de exercícios físicos*: normas e diretrizes. Barueri, SP: Manole, 2016.

MACHADO, A. dos S. et al. Effects that passive cycling exercise have on muscle strength, duration of mechanical ventilation, and length of hospital stay in critically ill patients: a randomized clinical trial. *Jornal Brasileiro de Pneumologia*, v. 43, n. 2, p. 134-139, abr. 2017. Disponível em: <http://www.scielo.br/pdf/jbpneu/v43n2/pt_1806-3713-jbp-neu-43-02-00134.pdf>. Acesso em: 13 ago. 2018.

VOIGHT, M. L.; HOOGENBOOM, B. J.; PRENTICE, W. (Ed.). *Técnicas de exercícios terapêuticos*: estratégias de intervenção musculoesquelética. Barueri, SP: Manole, 2014.

Leituras recomendadas

CÉSAR, E. P. et al. Acute effects of passive static stretching on the vastus lateralis muscle architecture of healthy young men. *Revista Brasileira de Cineantropometria & Desempenho Humano*, v. 19, n. 5, p. 585-595, 2017. https://dx.doi.org/10.5007/1980-0037.2017v19n5p585

CHAVES, T. C. et al. Confiabilidade da flexímetria e goniometria na avaliação da amplitude de movimento cervical em crianças. *Revista Brasileira de Fisioterapia*, v. 12, n. 4, p. 283-289, ago. 2008. Disponível em: <http://www.scielo.br/pdf/rbfis/v12n4/a06v12n4.pdf>. Acesso em: 13 ago. 2018.

HOUGLUM, P. A.; BERTOTI, D. (Ed.). *Cinesiologia clínica de Brunnstrom*. 6. ed. Barueri, SP: Manole, 2014.

PARREIRA, P.; BARATELLA, T. (Coord.). *Fisioterapia aquática*. Barueri, SP: Manole, 2011.

TORTORA, G. J.; DERRICKSON, B. *Corpo humano*. 10. ed. Porto Alegre: Artmed, 2017.

Exercícios ativos e ativo-assistidos

Objetivos de aprendizagem

Ao final deste texto, você deve apresentar os seguintes aprendizados:

- Definir o conceito de exercício ativo e ativo-assistido.
- Identificar os objetivos dos exercícios ativos e ativo-assistidos.
- Planejar intervenções utilizando exercícios ativos e ativo-assistidos.

Introdução

Exercícios ativos são aqueles que colocam em atividade as fibras musculares contráteis do paciente de forma voluntária ou automático-reflexa. Já os exercícios ativo-assistidos consideram que essa atividade pode ser auxiliada por uma força externa. Além de seus benefícios, esses tipos de exercício também apresentam limitações terapêuticas, que norteiam o planejamento das intervenções fisioterapêuticas

Neste capítulo, você vai estudar o conceito de exercício ativo e ativo--assistido e quais são os objetivos desse tipo de exercício. Também vai ver como planejar as intervenções utilizando esses exercícios.

Exercício terapêutico ativo e ativo-assistido

O **exercício terapêutico ativo** define-se por ser aquele que coloca o paciente em atividade muscular de maneira analítica ou global, voluntária ou automático-reflexa. Quer dizer, o recrutamento da atividade muscular não ocorre apenas de forma voluntária, mas também de forma automática ou reflexa. Essa atividade ativa é realizada com fins terapêuticos locais, regionais ou até mesmo globais, priorizando o aspecto cinético-funcional (HOUGLUM, 2015; VOIGHT; HOOGENBOOM; PRENTICE, 2014; DUFOUR et al., 1989).

O **exercício terapêutico ativo-assistido** acrescenta ao exercício ativo a proposta de que a atividade voluntária ou automático-reflexa pode ser assistida, ou seja, auxiliada, por uma força externa, exercida pelo fisioterapeuta, por recursos mecanoterapêuticos e/ou eletroterapêuticos. Por exemplo, se um paciente foi submetido a uma cirurgia reconstrutiva na articulação do ombro, pode ser desejável que ele execute ativamente parte do movimento articular proposto, mas não todo, pois, em alguns momentos do arco de movimento, o aumento da tensão de cisalhamento pode ser prejudicial e causar possível avulsão aos tendões recentemente reparados. Em momentos críticos como esse, é necessária assistência, daí o nome ativo-assistido (HOUGLUM, 2015; VOIGHT; HOOGENBOOM; PRENTICE, 2014).

O exercício ativo trabalha dentro amplitude de movimento ativo (ADM-ativa), ou seja, ocorre quando o paciente é capaz de produzir a amplitude de movimento completa do segmento corporal sem qualquer assistência (KISNER; COLBY, 2016; HOUGLUM, 2015). Já o exercício ativo-assistido trabalha dentro da amplitude de movimento ativo assistido (ADM-assistida), ou seja, é realizado quando a composição muscular é incapaz de produzir o movimento completo sem assistência, ou ainda quando é desejável que o paciente realize uma atividade voluntária limitada, com o auxílio de uma força externa, para atingir o objetivo do exercício proposto (HOUGLUM, 2015).

Saiba mais

Amplitude de movimento (ADM): é o grau de movimento ou a excursão de movimento articular permitido por uma articulação específica dentro do seu arco de movimento. A amplitude de movimento é limitada por ligamentos, cápsula articular, tendões, comprimento e extensibilidade dos músculos e fáscias, interposição de massas de tecidos moles, ou contato de um osso com outro.
Amplitude de movimento passiva (ADM passiva): é o movimento de um segmento corporal dentro da amplitude de movimento livre que é produzido inteiramente por uma força externa. Ocorre pouca ou nenhuma contração muscular voluntária. A força externa pode ser tanto a ação da gravidade como de um dispositivo mecanoterapêutico, ou ainda pelo próprio paciente ou outra pessoa, como o fisioterapeuta.

Metas do exercício terapêutico ativo e ativo-assistido

A principal meta das mobilizações ativo-assistidas com os exercícios ativo-assistidos se centra em diminuir as complicações que poderiam ocorrer em virtude dos processos de imobilização ou incapacidade voluntaria de movimentar-se (KISNER; COLBY, 2016). Existem metas específicas semelhantes às dos exercícios passivos:

1. Manter os movimentos fisiológicos, respeitando os eixos e planos anatômicos, mantendo assim a elasticidade mecânica do músculo e minimizando os efeitos da formação de contraturas.
2. Prevenir a rigidez, as deformações das estruturas tissulares.
3. Favorecer o movimento do líquido sinovial para nutrição da cartilagem e difusão de materiais dentro da articulação.
4. Diminuir a estase de líquidos, melhorando a dinâmica dos fluxos arteriovenosos e linfáticos.
5. Prevenir a desmineralização óssea com a melhora do aporte nutricional periadjacente.
6. Conservar e restabelecer as imagens motrizes e a percepção do movimento.
7. Modular a sensação de dor, seguindo a teoria das comportas da dor, estimulando os receptores articulares.
8. Modular a espasticidade.

Fique atento

O exercício ativo-assistido pode ser utilizado para reduzir o efeito da gravidade sobre o segmento a ser trabalhado, permitindo um aumento na qualidade ou quantidade de um movimento desejado. Isso permitirá uma melhora na ADM, redução nas substituições, menor carga excêntrica e uma diminuição da fadiga.

As metas da mobilização ativa com os exercícios ativos têm ação mais extensa do que as dos exercícios ativo-assistidos. Por exemplo:

- A contração muscular ativa melhora a circulação sanguínea e linfática.
- A tração do músculo sobre as inserções tendinosas e ósseas é um estimulo para as atividades metabólicas ósseas.
- A contração muscular aumenta a tensão, favorecendo a manutenção e o ganho da força muscular.
- A contração ativa do músculo auxilia a propriocepção e a cinestesia.

Sendo assim, as metas específicas do exercício ativo incluem os objetivos associados ao exercício passivo e ativo-assistido mais os objetivos da contração voluntária em sua plenitude.

> **Fique atento**
>
> O exercício ativo-assistido pouco incrementará a força em relação aos exercícios ativos, mas pode-se esperar incrementos e melhoras na propriocepção e cinestesia.

Planejamento de intervenções com exercícios ativos e ativos-assistidos

O planejamento das intervenções fisioterapêuticas utilizando a mobilização ativa e ativo-assistida passam, primeiramente, por uma avaliação cinético--funcional, realizada pelo fisioterapeuta. Somente após essa avaliação se poderá prescrever os exercícios com uma maior assertividade dos objetivos propostos (LANCHA JÚNIOR; LANCHA, 2016; KISNER; COLBY, 2016).

Saiba mais

Quando prescrevemos exercícios terapêuticos ativos e ativo-assistidos, devemos levar em consideração que a força muscular é um importante componente na participação desse tipo de exercício. Assim, é muito importante avaliar e graduar a condição da força muscular.

A força muscular pode ser graduada com o uso de escalas validadas. Um exemplo de escala validada que gradua a força muscular é a escala do Medical Research Council (MRC), original e simplificada, que você vê a seguir (LATRONICO; GOSSELINK, 2015).

Quadro 1. Escala do Medical Research Council (MRC) — original e simplificada

	Escala MRC		Escala MRC simplificada
0	Paralisia completa	0	Paralisia completa
1	Mínima contração	1	Fraqueza grave (> 50% perda de força)
2	Ausência de movimentos ativos contra gravidade	2	Fraqueza leve (< 50% perda de força)
3	Contração fraca contra a gravidade	3	Força normal
4	Movimento ativo contra a gravidade e resistência		
5	Força normal		

Fonte: Adaptado de Latronico e Gosselink (2015).

Ao planejar as intervenções utilizando exercícios ativos e ativo-assistido, deve-se levar em consideração que as mobilizações ativas ou ativo-assistida podem apresentar algumas situações de atenção por parte do fisioterapeuta ou até mesmo contraindicações, como:

- fraturas em período de consolidação;
- acúmulo de líquido na articulação (derrame articular);
- processos infecciosos e inflamatórios agudos;
- excesso de dor articular com intolerância ao movimento;
- hiperlaxidão articular;

- tumores ósseos;
- osteopenia e osteoporose;
- condições de instabilidade cardiovascular;
- período pós-cirúrgico de reconstrução ligamentar, tendinosa e/ou muscular (principalmente o imediato);
- período pós-cirúrgico de tecidos tegumentares.

Ao prescrever e auxiliar os exercícios ativo-assistidos, o fisioterapeuta deve controlar algumas variáveis, para que elas sejam adequadas à situação de cada paciente. Por exemplo:

- A adequada amplitude de movimento a ser trabalhada entre a mobilização ativa e a ativa-assistida. Quer dizer, observar em que momentos o paciente realiza o exercício ativo e em que momentos necessita de assistência dentro do arco de movimento.
- A velocidade a ser empregada para a realização do movimento.
- A duração e a qualidade do movimento articular.

Por outro lado, no exercício ativo, além de o fisioterapeuta levar em consideração as variáveis que acabamos de ver, deve ainda compreender que o exercício ativo impõe maiores exigências de força e requer mais coordenação neuromuscular, por falta de ajuda ou guia (assistência) durante a excursão de movimento.

No momento do planejamento das intervenções utilizando exercícios ativos e ativo-assistidos, deve-se prestar atenção ao **posicionamento do paciente**. É preciso garantir máximo conforto e permitir a eficácia dos gestos terapêuticos realizados de maneira ativa ou assistida.

Saiba mais

Ao auxiliar o paciente em um exercício ativo-assistido, o fisioterapeuta deve levar em consideração o posicionamento de suas mãos e a estimulação táctil empregada. Esses dois itens são importantes para que a participação do paciente nesse tipo de exercício seja considerada ótima ou dentro dos padrões preconizados pelo fisioterapeuta na hora da avaliação cinético-funcional. Um bom exemplo para quando se quer **direcionar o movimento do paciente** é aplicar a estimulação táctil mais sobre o lado da articulação e menos em superfície flexora ou extensora (ADLER; BECKERS; BUCK, 2007).

O *Guide to Physical Therapist Practice* inclui o exercício terapêutico como uma das três categorias de intervenções que formam o núcleo da maioria dos planos de intervenção da área da fisioterapia (AMERICAN PHYSICAL THERAPY ASSOCIATION, 2001). O exercício terapêutico, quando prescrito de maneira assertiva, pode ser utilizado para recuperar, manter e fazer progredir o estado cinético-funcional do paciente, aumentando a ADM e a mobilidade (flexibilidade), o desempenho muscular (força, potência e *endurance*) e o desempenho motor (habilidade neuromuscular).

Um bom exemplo é o preconizado por Voight, Hoogenboom e Prentice (2014), que sustentam uma hierarquia para o ganho de ADM durante a fase subaguda da cicatrização, de modo a garantir uma progressão segura e controlada dessa característica cinético-funcional. A hierarquia para a progressão de exercícios de ADM proposta pelos autores é a seguinte:

- 1º ADM passivo.
- 2º ADM ativo-assistido.
- 3º ADM ativo.

Fique atento

Antes de executar o exercício com o paciente, é importante que o fisioterapeuta explique o exercício, as sensações que o paciente pode experimentar, o número de repetições, qualificações para a duração do exercício e as precauções necessárias. Uma boa dica é o fisioterapeuta conduzir passivamente o membro, ou segmento, ao longo da amplitude de movimento no plano desejado antes do exercício ativo ou ativo-assistido, para assim permitir que o paciente saiba exatamente o que é esperado dele durante o exercício (HOUGLUM, 2015, p. 219).

Link

No link a seguir, você pode acessar um artigo (em inglês) que apresenta o aplicativo para celular "Idoso ativo" e mostra como a tecnologia pode ser um recurso inovador na promoção da saúde e prevenção de agravos por meio dos exercícios ativos.

https://goo.gl/oNr9aG

Referências

ADLER, S. S.; BECKERS, M. B.; BUCK, M. *PNF*: facilitação neuromuscular proprioceptiva: um guia ilustrado. 2. ed. Barueri, SP: Manole, 2007.

AMERICAN PHYSICAL THERAPY ASSOCIATION. The guide to physical therapist practice. 2. ed. *Physical Therapy*, v. 81, n. 1, p. 9-738, 2001.

DUFOUR, M. et al. *Cinesioterapia*: avaliações técnicas passivas e ativas do aparelho locomotor. Princípios. São Paulo: Médica Panamericana, 1989.

HOUGLUM, P. A. *Exercícios terapêuticos para lesões musculoesqueléticas*. 3. ed. Barueri, SP: Manole, 2015.

KISNER, C.; COLBY, L. A. *Exercícios terapêuticos:* fundamentos e técnicas. 6. ed. Barueri, SP: Manole, 2016.

LANCHA JÚNIOR, A. H.; LANCHA, L. O. (Org.). *Avaliação e prescrição de exercícios físicos*: normas e diretrizes. Barueri, SP: Manole, 2016.

LATRONICO, N.; GOSSELINK, R. Abordagem dirigida para o diagnóstico de fraqueza muscular grave na unidade de terapia intensiva. *Revista Brasileira de Terapia Intensiva*, v. 27, n. 3, p. 199-201, set. 2015. Disponível em: <http://www.scielo.br/pdf/rbti/v27n3/0103-507X-rbti-20150036.pdf>. Acesso em: 11 ago. 2018.

VOIGHT, M. L.; HOOGENBOOM, B. J.; PRENTICE, W. (Ed.). *Técnicas de exercícios terapêuticos:* estratégias de intervenção musculoesquelética. Barueri, SP: Manole, 2014.

Leituras recomendadas

ACEVEDO GONZALEZ, J. C. Ronald Melzack and Patrick Wall: la teoría de la compuerta: más allá del concepto científico dos universos científicos dedicados al entendimiento del dolor. *Revista de la Sociedad Española del Dolor*, v. 20, n. 4, p. 191-202, ago. 2013. Disponível em: <http://scielo.isciii.es/pdf/dolor/v20n4/articuloespecial.pdf>. Acesso em: 11 ago. 2018.

CÉSAR, E. P. et al. Acute effects of passive static stretching on the vastus lateralis muscle architecture of healthy young men. *Revista Brasileira de Cineantropometria & Desempenho Humano*, v. 19, n. 5, p. 585-595, 2017. https://dx.doi.org/10.5007/1980-0037.2017v19n5p585

HOUGLUM, P. A.; BERTOTI, D. (Ed.). *Cinesiologia clínica de Brunnstrom*. 6. ed. Barueri, SP: Manole, 2014.

KOPCZYNSKI, M. (Coord.). *Fisioterapia em neurologia*. Barueri, SP: Manole, 2012.

PARREIRA, P.; BARATELLA, T. (Coord.). *Fisioterapia aquática*. Barueri, SP: Manole, 2011.

TORTORA, G. J.; DERRICKSON, B. *Corpo humano*. 10. ed. Porto Alegre: Artmed, 2017.

VANPUTTE, C.; REGANM, J.; RUSSO, A. *Anatomia e fisiologia de Seeley*. 10. ed. Porto Alegre: AMGH, 2016.

Exercícios resistidos

Objetivos de aprendizagem

Ao final deste texto, você deve apresentar os seguintes aprendizados:

- Definir o conceito de exercícios resistidos concêntricos, excêntricos e isométricos.
- Identificar os objetivos dos exercícios resistidos.
- Planejar intervenções utilizando exercícios resistidos.

Introdução

Os exercícios resistidos são realizados sempre de forma ativa, quando o músculo exerce uma contração contra uma resistência externa, que pode ser gerada pelo terapeuta, por algum implemento ou até mesmo por um equipamento. Esses exercícios podem ser classificados como concêntricos, excêntricos e isométricos.

Neste capítulo, você vai estudar o conceito de exercício resistido concêntrico, excêntrico e isométrico. Vai ver quais são seus objetivos e como planejar intervenções utilizando esse tipo de exercício.

Exercícios terapêuticos resistidos

Os **exercícios resistidos** podem ser classificados em grupos, que comparam a força gerada em um músculo ou grupo de músculos em relação a uma carga aplicada externamente. Essa carga externa pode ser aplicada por diferentes mecanismos, segundo Brody e Hall (2012):

- recursos mecanoterapêuticos;
- resistência manual;
- um objeto estacionário;
- eletroterapia;
- o próprio peso corporal.

Os exercícios em que a carga externa é menor que a força gerada pelo músculo resultam em contrações **concêntricas**. Quando as cargas externas excedem a força gerada internamente, são produzidas as contrações **excêntricas**. Essas atividades são consideradas **dinâmicas**, produzindo movimento articular.

Já os exercícios em que a força interna gerada equivale à carga externa aplicada são considerados exercícios **isométricos**. O exercício isométrico é considerado uma atividade **estática**, em que não ocorre movimento articular, embora ocorra ativação muscular. Veja no Quadro 1 um resumo desses três tipos de exercício resistido.

Quadro 1. Classificação dos exercícios e sua relação entre ativação muscular e resistência

Trabalho estático — exercícios isométricos	Ativação muscular = Resistência
Trabalho dinâmico — exercício concêntrico	Ativação muscular > Resistência
Trabalho dinâmico — exercício excêntrico	Ativação muscular < Resistência

Fonte: Adaptado de Dufour et al. (1989).

Além das resistências externas, existem as resistências intrínsecas (ou seja, internas), formadas por oposição aos movimentos de distintas origens, como músculos, cápsula articular, tendões, ligamentos e outros fatores articulares, como os fluidos articulares. As resistências internas se opõem ao músculo agonista na execução do movimento ou gesto funcional (DUFOUR et al., 1989).

Fique atento

Em algumas situações de prescrição dos exercícios resistidos, existe a vantagem de poder ser aplicada uma resistência manual, que pode ser adaptada a todo instante, durante o arco de excursão de movimento, à força máxima desenvolvida para realizar o gesto.

O exercício estático resistido isométrico é utilizado geralmente para aumentar o desempenho muscular. Embora não ocorra movimento articular, ele é considerado funcional, porque proporciona uma base de força para o exercício dinâmico (BRODY; HALL, 2012).

O exercício dinâmico resistido apresenta movimento articular com uma contração de encurtamento — concêntrico — ou de alongamento — excêntrico — do músculo ativo (BRODY; HALL, 2012).

> **Saiba mais**
>
> Os exercícios dinâmicos eram denominados exercícios **isotônicos**, e o termo ainda tem uso comum, apesar da falha conceitual do termo. A palavra "isotônico" sugere uma força uniforme durante toda a contração muscular dinâmica, mas nenhuma contração muscular dinâmica utiliza força constante, por causa das mudanças no ângulo articular, o que impacta diretamente no comprimento muscular. Sendo assim, o termo é inapropriado para descrever a realização do exercício humano, sendo mais adequado o termo "dinâmico".

Objetivos dos exercícios resistidos

De maneira geral, podemos citar as seguintes metas a perseguir com os exercícios resistidos (KISNER; COLBY, 2016):

1. Otimização do desempenho muscular: restauração, melhora ou manutenção de força, potência e resistência à fadiga.
2. Incremento da resistência dos tecidos conjuntivos: tendões, ligamentos, tecido conjuntivo intramuscular.
3. Maior densidade mineral óssea ou diminuição da desmineralização óssea.
4. Diminuição da sobrecarga articular durante a atividade física.
5. Redução do risco de lesões nos tecidos moles durante as atividades físicas.
6. Incremento da capacidade de reparar e cicatrizar tecidos moles lesionados em decorrência do impacto positivo sobre o remodelamento dos tecidos.
7. Incremento no equilíbrio.

8. Otimização do desempenho físico durante atividades diárias, ocupacionais e recreativas.
9. Mudanças positivas na composição corporal (otimização da relação da massa muscular magra e da gordura corporal).
10. Incremento da sensação de bem-estar físico.
11. Incremento da qualidade de vida.

Além das metas e aspectos gerais buscadas com a prescrição dos exercícios resistidos, podemos descrever metas especificas dos exercícios estáticos (isométrico) e dinâmicos (concêntrico e excêntrico).

Os exercícios isométricos geralmente precedem a realização de exercícios dinâmicos, principalmente quando o movimento articular é desconfortável ou contraindicado em decorrência, por exemplo, de um período pós-cirúrgico. O exercício isométrico é essencial para manter a força muscular, evitando sua redução significativa durante a imobilização. Também é indicado para a reeducação muscular e a manutenção da mobilidade do tecido conjuntivo (BRODY; HALL, 2012).

O exercício dinâmico precisa ser adaptado às necessidades específicas de cada paciente. O American College of Sports Medicine recomenda que, para o treinamento de iniciantes e intermediários, devem ser utilizados tanto pesos livres como recursos mecanoterapêuticos, enquanto a ênfase em atletas avançados e de elite deve consistir principalmente em pesos livres (KRAEMER et al., 2012).

Saiba mais

Os exercícios isométricos são também um pré-requisito para os exercícios dinâmicos mais complexos, principalmente os que exigem atividade muscular excêntrica. Por exemplo, para o indivíduo pular de uma determinada altura, o cérebro precisa primeiramente ativar os músculos necessários para pré-ajustar a tensão isométrica, a fim de desacelerar o corpo quando aterrissar. Um dos objetivos é ensinar o paciente a ajustar a tensão necessária para conseguir realizar essa atividade. Nesse caso, o treinamento com exercícios isométricos em diversos graus de tensão se mostra útil.

Planejamento das intervenções com exercícios resistidos

O planejamento das intervenções fisioterapêuticas utilizando os exercícios resistidos passam primeiramente por uma avaliação cinético-funcional realizada pelo fisioterapeuta. Somente após essa avaliação é que se poderá prescrever os exercícios com uma maior assertividade dos objetivos propostos (LANCHA JÚNIOR; LANCHA, 2016; KISNER; COLBY, 2016).

Alguns fatores são importantes no planejamento e prescrição do exercício isométrico para reabilitação física. A força isométrica é específica para o ângulo articular. Estudos suportam a ideia de que existe uma especificidade para o ângulo articular isométrico, assinalando que a força obtida em determinado ângulo articular não poderia ser transferida de forma previsível para outros ângulos articulares (MULLER, 1970 apud BRODY; HALL, 2012). Senso assim, para a obtenção de aumentos generalizados de força, seria necessário treinamento isométrico em diversos ângulos articulares.

Outro fator se refere à intensidade de força exigida do paciente durante a execução dos exercícios isométricos. Essa intensidade deve ser dosada em detrimento do objetivo funcional; por exemplo, a intensidade de força exigida difere quando o objetivo funcional é reeducação muscular ou estabilização muscular.

Devido à especificidade do ângulo, nos programas prescritos de exercícios isométricos a execução em diversos ângulos articulares é recomendada sempre que possível. A contração muscular deve ser máxima ou quase máxima e deve ser realizada até a fadiga. Existem quatro parâmetros essenciais descritos por Brody e Hall (2012) para uma excelente otimização da realização dos exercícios resistidos isométricos para força.

1. Realizar as contrações isométricas a cada 15 a 20° ao longo do arco de movimento.
2. Manter cada contração por apenas 6 segundos.
3. Manter a contração por um período que seja suficiente para ativar todas as unidades motoras e repeti-la com frequência ao longo do dia.
4. As contrações isométricas exercem seu maior efeito próximo da contração máxima, porém isso poderá não ser possível em muitas situações clínicas.

A reeducação muscular requer uma prescrição um pouco diferente quando comparada à prescrição voltada exclusivamente para a força. A intensidade da contração deve ser submáxima (por exemplo, o exercício de menor intensidade imediatamente após lesão ou cirurgia serve como um lembrete de como contrair o músculo). Já a prescrição voltada para estabilização muscular encontra-se em algum ponto entre a prescrição com foco no fortalecimento (força) e a prescrição com foco na reeducação muscular (KISNER; COLBY, 2016; VOIGHT; HOOGENBOOM; PRENTICE, 2014; BRODY; HALL, 2012).

> **Fique atento**
>
> Deve-se ter cautela ao prescrever o exercício isométrico para pacientes com hipertensão arterial ou cardiopatia. O exercício isométrico pode produzir uma resposta aumentada da frequência cardíaca e da pressão arterial, por isso é importante monitorar a frequência cardíaca e a pressão arterial e respeitar os limites fisiológicos do paciente. Os exercícios isométricos devem ser realizados com uma respiração contínua, evitando a manobra de Valsalva (elevação da pressão arterial associada a um esforço de alta intensidade).

No planejamento e prescrição dos exercícios resistidos dinâmicos, devemos levar em consideração, com maior atenção, a idade e a condição clínica do paciente, os músculos deficitários, o nível atual de treinamento e atividade, os objetivos (força, potência e *endurance*) e a etiologia do déficit do desempenho muscular. Somam-se a isso os aspectos específicos do tipo de resistência externa oferecido, ou seja, manual, com recurso mecanoterapêutico e/ou eletroterapêutico. A cada tipo de resistência aplicada deveremos levar em consideração as especificações técnicas, o posicionamento adequado do paciente e o plano de movimento, a velocidade do movimento, o número de repetições, a carga aplicada, a duração do treinamento, o intervalo de repouso entre os movimentos, a vestimenta adequada e o gesto do movimento (analítico ou global).

> **Saiba mais**
>
> Caso não seja possível controlar o movimento resistido porque o músculo do paciente é mais forte que a resistência manual imposta pelo fisioterapeuta, segue uma dica: a aplicação mais distal da resistência manual confere um braço de alavanca mais longo, assim, o fisioterapeuta realiza menos força opositiva ao movimento e ainda oferece a mesma quantidade de resistência. Os exercícios devem ser livres de dor e oferecer resistência suficiente para produzir os resultados desejados.

As contraindicações dos exercícios resistidos se centram fundamentalmente durante períodos de inflamação aguda e em algumas doenças e distúrbios agudos, como na constatação de:

- dor articular ou muscular intensa durante movimentos ativos livres sem resistência aplicada;
- doença neuromuscular inflamatória (Guillain-Barré);
- doença muscular inflamatória (polimiosite, dermatomiosite);
- doença cardiopulmonar grave (doença coronariana grave, cardite ou miopatia cardíaca).

Algumas doenças (por exemplo, insuficiência cardíaca congestiva, hipertensão ou disritmias descontroladas) devem ser analisadas, e os pacientes devem realizar exercícios físicos sob a supervisão do fisioterapeuta. Para pacientes que sofreram infarto do miocárdio ou cirurgia de revascularização coronariana, a execução de exercícios resistidos deve ser adiada até que o paciente apresente condições clínicas favoráveis (KISNER; COLBY, 2016; HOUGLUM, 2015; BRODY; HALL, 2012).

Outro ponto importante durante as intervenções com exercícios resistidos são os sinais de fadiga do paciente: dor e cãibras; tremor muscular quando em estado de contração; lentidão do movimento; inabilidade de completar o padrão de movimento ou o arco de movimento; inabilidade para continuar o exercício proposto mesmo em baixa intensidade (KISNER; COLBY, 2016).

Saiba mais

Exercício excêntrico vs. exercício concêntrico:
- Cargas mais pesadas podem ser mais bem controladas com o exercício excêntrico do que com o concêntrico.
- Os ganhos de força e massa muscular induzidos pelo treinamento resistido são maiores com o treinamento excêntrico com esforço máximo do que com o treinamento concêntrico com esforço máximo.
- As contrações musculares excêntricas são mais eficientes em termos metabólicos e geram menos fadiga do que as contrações concêntricas.
- Após um exercício excêntrico de alta intensidade não habitual, há uma incidência maior e mais grave de dor muscular de início tardio do que após o exercício concêntrico.

Referências

BRODY, L. T.; HALL, C. M. *Exercício terapêutico*: na busca da função. 3. ed. Rio de Janeiro: Guanabara Koogan, 2012.

DUFOUR, M. et al. *Cinesioterapia*: avaliações técnicas passivas e ativas do aparelho locomotor. Princípios. São Paulo: Médica Panamericana, 1989.

HOUGLUM, P. A. *Exercícios terapêuticos para lesões musculoesqueléticas*. 3. ed. Barueri, SP: Manole, 2015.

KISNER, C.; COLBY, L. A. *Exercícios terapêuticos*: fundamentos e técnicas. 6. ed. Barueri, SP: Manole, 2016.

KRAEMER, W. J. et al. American College of Sports Medicine position stand: progression models in resistance training for healthy adults. *Medicine & Science in Sports & Exercise*, v. 34, n. 2, p. 364-380, fev. 2002.

LANCHA JÚNIOR, A. H.; LANCHA, L. O. (Org.). *Avaliação e prescrição de exercícios físicos*: normas e diretrizes. Barueri, SP: Manole, 2016.

VOIGHT, M. L.; HOOGENBOOM, B. J.; PRENTICE, W. (Ed.). *Técnicas de exercícios terapêuticos*: estratégias de intervenção musculoesquelética. Barueri, SP: Manole, 2014.

Leituras recomendadas

PARREIRA, P.; BARATELLA, T. (Coord.). *Fisioterapia aquática*. Barueri, SP: Manole, 2011.

TORTORA, G. J.; DERRICKSON, B. *Corpo humano*. 10. ed. Porto Alegre: Artmed, 2017.

Exercícios isocinéticos

Objetivos de aprendizagem

Ao final deste texto, você deve apresentar os seguintes aprendizados:

- Definir o conceito de exercício isocinético.
- Identificar os objetivos dos exercícios isocinéticos.
- Planejar intervenções utilizando exercícios isocinéticos.

Introdução

O exercício isocinético é uma forma de exercício dinâmico em que a velocidade do trabalho muscular é predeterminada e mantida constante por um dispositivo chamado de dinamômetro isocinético. Neste capítulo, você estudará o conceito e os objetivos dos exercícios isocinéticos, e verá como fazer o planejamento das intervenções utilizando esses exercícios.

Conceito de exercício isocinético

O termo **isocinético** se refere às contrações musculares (concêntricas ou excêntricas) em que a velocidade é mantida constante durante a realização do movimento (BRODY; HALL, 2012). Sendo assim, o exercício isocinético é uma forma de exercício dinâmico em que a velocidade de encurtamento ou alongamento dos músculos é predeterminada e mantida constante por um dispositivo chamado de **dinamômetro isocinético** (KISNER; COLBY, 2016).

No exercício isocinético, a resistência máxima é oferecida ao longo do arco de movimento realizado por meio do dinamômetro isocinético. A resistência oferecida pelo dinamômetro isocinético se move somente na velocidade determinada, independentemente da força desenvolvida pelo paciente/cliente. Sendo assim, o ponto em questão para a realização do exercício isocinético não é a resistência, e sim a velocidade com que a resistência pode ser movida.

Diferentemente do exercício dinâmico contra resistência externa (exercício resistido), em que uma carga especifica (quantidade de resistência) é atribuída ao músculo em contração, no exercício resistido isocinético, manipula-se a velocidade de movimento do segmento corporal, e não a carga (PRENTICE, 2012).

> **Link**
>
> Veja neste vídeo, que você acessa pelo link a seguir, o dinamômetro isocinético aplicado em atletas.
>
> https://goo.gl/wmcFct

Estas são as principais características do exercício isocinético (KISNER; COLBY, 2016):

- **Velocidade constante:** a velocidade de encurtamento ou alongamento do músculo é predeterminada e controlada pelo equipamento, e permanece constante ao longo da excursão da amplitude de movimento.
- **Faixa e escolha das velocidades do exercício isocinético:** o exercício isocinético fornece uma variedade de velocidades para a reabilitação física, das mais lentas às mais velozes. Os dinamômetros atuais manipulam a velocidade de movimento do segmento corporal de 0°/segundo (modo isométrico) até 500°/segundo.
- **Treinamento muscular recíproco *versus* isolado:** o exercício isocinético com o dinamômetro isocinético permite o treinamento recíproco de músculos agonistas e antagonistas. Por exemplo, o dinamômetro pode ser ajustado de modo que o paciente realize uma contração concêntrica do quadríceps seguida de uma contração concêntrica dos isquiotibiais.
- **Especificidade do treinamento:** o exercício isocinético é específico para a velocidade empregada; estudos suportam a ideia de que diferentes velocidades devem ser aplicadas nos diferentes tipos de contração (concêntrica ou excêntrica).

- **Forças compressivas nas articulações:** durante a contração concêntrica, à medida que a produção de força diminui, as forças compressivas que atravessam a articulação em movimento também diminuem.
- **Acomodação à fadiga:** como a resistência encontrada é diretamente proporcional à força aplicada ao braço de resistência do dinamômetro isocinético, conforme o músculo em contração se fadiga, o paciente continua sendo capaz de realizar repetições, mesmo que a produção de força do músculo diminua temporariamente.
- **Acomodação a um arco doloroso:** se o paciente sente uma dor transitória em algum momento do arco de movimento durante o exercício isocinético, essa forma de exercício acomoda o arco doloroso (por exemplo, o paciente empurra com menos vigor contra a resistência ao longo daquele momento doloroso durante o arco de movimento).

> **Fique atento**
>
> Embora o dinamômetro isocinético possa ser movimentado a uma velocidade constante, ele não garante que a ativação muscular do paciente ocorra a uma velocidade constante (BRODY; HALL, 2012).

Objetivos dos exercícios isocinéticos

Os exercícios isocinéticos apresentam como meta central o incremento da força muscular, além de metas que se pode destacar, como:

- incremento do equilíbrio muscular e da coordenação motora;
- incremento da potência e resistência muscular;
- incremento da mobilidade articular;
- ativação muscular durante toda a amplitude de movimento;
- ativação muscular a partir de diferentes velocidades — VSRP, programa de reabilitação do espectro de velocidade.

Outra meta possível com o dinamômetro isocinético é a realização de padrões diagonais para produzir uma forma mais funcional de exercício. Isso pode auxiliar os músculos na reaprendizagem de padrões funcionais, melhorando o desempenho de habilidades funcionais.

> **Saiba mais**
>
> O dinamômetro isocinético também pode ser utilizado na avaliação cinético-funcional. Com ele, podemos realizar testes isocinéticos envolvendo medidas de torque, potência e trabalho em uma amplitude de movimento determinada, seguindo uma velocidade constante. O sistema de software do dispositivo registra a produção de força do músculo em toda a amplitude de movimento e pode correlacionar a força com um grau específico dentro do movimento.

Planejamento das intervenções com exercícios isocinéticos

O planejamento das intervenções fisioterapêuticas utilizando os exercícios isocinéticos passam, primeiramente, por uma avaliação cinético-funcional, realizada pelo fisioterapeuta. Somente após essa avaliação é que se poderá prescrever os exercícios com uma maior assertividade dos objetivos propostos (LANCHA JÚNIOR; LANCHA, 2016; KISNER; COLBY, 2016).

Alguns fatores são importantes no planejamento e prescrição do exercício isocinético para reabilitação física. Algumas das vantagens de prescrever os exercícios isocinéticos são:

- É possível desenvolver força máxima durante toda a excursão da amplitude de movimento.
- É possível alternar a solicitação de contrações musculares entre a musculatura agonista e antagonista, favorecendo a coordenação neuromuscular.
- No quesito segurança, é possível limitar a amplitude de movimento que queremos trabalhar (evitando trabalhar em uma porção dolorosa da ADM, por exemplo).
- Existe um componente motivacional, pois muitos dispositivos isocinéticos apresentam *feedback* visual, permitindo ao paciente acompanhar seu desempenho.
- Os dispositivos isocinéticos permitem o monitoramento da evolução do paciente, fornecendo dados pré e pós-tratamento e armazenando resultados.

O exercício isocinético também apresenta algumas desvantagens. Os custos de aquisição e manutenção dos dispositivos isocinéticos são altos. Diante da perspectiva biomecânica, muitos são realizados em um único plano, com um eixo fixo e em uma velocidade constante, utilizando uma cadeia cinética aberta. Essas características não necessariamente se transferem para a aplicabilidade funcional plena, uma vez que dificilmente nos movemos em um único plano e a uma única velocidade durante as atividades funcionais. Dispositivos isocinéticos mais atuais possuem alguns componentes de cadeia cinética fechada que têm a vantagem de estarem mais próximos, em alguns momentos, a um padrão de movimento funcional (BRODY; HALL, 2012).

Outro fator que devemos conhecer é que o dispositivo dinamômetro isocinético oferece resistência isométrica, excêntrica e concêntrica. O tipo de resistência ofertada ao paciente depende das configurações estabelecidas no dispositivo pelo fisioterapeuta (HOUGLUM, 2015). No Quadro 1, você pode ver as configurações e as velocidades oferecidas pelo dispositivo isocinético, definida antes do início do exercício pelo fisioterapeuta.

Quadro 1. Configurações do dinamômetro isocinético

Classificação	Velocidade
Isométrica	0°/segundo
Lenta	30°-60°/segundo
Média	60°-180° ou 240°/segundo
Rápida	180° ou 240°-360°/segundo e acima

Fonte: Adaptado de Kisner e Colby (2016).

Outra questão importante é instruir o paciente quanto à execução adequada do exercício, pois esse tipo de exercício apresenta uma sensação muitas vezes ainda desconhecida pelo paciente, já que o dispositivo exige que a velocidade empreendida pelo paciente seja constante durante todo o arco de movimento (HOUGLUM, 2015).

Kisner e Colby (2016), descrevem um modelo de progressão do exercício isocinético voltado para a reabilitação física, que você pode ver no Quadro 2. O modelo visa a ser um ponto de partida para o planejamento e a prescrição de exercícios isocinéticos.

Quadro 2. Modelo de progressão do exercício isocinético

1	Inicialmente, utiliza-se a resistência baixa. Prescreve-se o exercício isocinético submáximo antes do exercício isocinético com esforço máximo.
2	São utilizados movimentos dentro de um arco de movimento curto antes de se passar para movimentos realizados em arco completo, para evitar movimentar o segmento em uma posição da amplitude de movimento que esteja instável ou dolorosa.
3	São incorporadas paulatinamente ao programa de exercícios velocidades lentas a médias (30°-180°/segundo), antes de progredir para velocidades rápidas.
4	Os exercícios com contrações concêntricas máximas em diferentes velocidades são realizados antes de se introduzir os exercícios isocinéticos excêntricos pelas seguintes razões: ■ O exercício isocinético concêntrico é mais fácil de aprender e fica completamente sob controle do paciente. ■ Durante o exercício isocinético excêntrico, a velocidade do movimento do braço de resistência é controlada roboticamente pelo dinamômetro, não pelo paciente.

Fonte: Adaptado de Kisner e Colby (2016).

Os exercícios isocinéticos apresentam alguns aspectos que podem ser classificados como contraindicações, dependendo das condições clínicas do paciente, e que devemos prestar atenção antes de prescrever esses exercícios (BRODY; HALL, 2012):

- doenças cardiovasculares;
- instabilidade articular;
- processos inflamatórios articulares em geral, incluindo a sensação de dor;
- osteoartrite;

- hidrartrose;
- incontinência urinaria de esforço;
- doença neuromuscular inflamatória (Guillain-Barré);
- doença muscular inflamatória, polimiosite e dermatomiosite.

Fique atento

Em pacientes com doenças cardiovasculares, é necessário monitorar a frequência cardíaca e a pressão arterial e sempre respeitar os limites fisiológicos do paciente.

Saiba mais

Com o dinamômetro isocinético podemos utilizar a modalidade passiva (exercício passivo), que move passivamente o membro em uma velocidade pré-selecionada; sendo assim, o paciente deve ser instruído a relaxar e deixar que o aparelho mova e mobilize a articulação (BRODY; HALL, 2012).

Referências

BRODY, L. T.; HALL, C. M. *Exercício terapêutico*: na busca da função. 3. ed. Rio de Janeiro: Guanabara Koogan, 2012.

HOUGLUM, P. A. *Exercícios terapêuticos para lesões musculoesqueléticas*. 3. ed. Barueri, SP: Manole, 2015.

KISNER, C.; COLBY, L. A. *Exercícios terapêuticos*: fundamentos e técnicas. 6. ed. Barueri, SP: Manole, 2016.

LANCHA JÚNIOR, A. H.; LANCHA, L. O. (Org.). *Avaliação e prescrição de exercícios físicos*: normas e diretrizes. Barueri, SP: Manole, 2016.

PRENTICE, W. E. *Fisioterapia na prática esportiva:* uma abordagem baseada em competências. 14. ed. Porto Alegre: AMGH, 2012.

Leituras recomendadas

DUTTON, M. *Fisioterapia ortopédica*: exame, avaliação e intervenção. 2. ed. Porto Alegre: Artmed, 2010.

TORTORA, G. J.; DERRICKSON, B. *Corpo humano*. 10. ed. Porto Alegre: Artmed, 2017.

VOIGHT, M. L.; HOOGENBOOM, B. J.; PRENTICE, W. (Ed.). *Técnicas de exercícios terapêuticos: estratégias de intervenção musculoesquelética*. Barueri, SP: Manole, 2014.

Exercícios de alongamento — ativos, passivos

Objetivos de aprendizagem

Ao final deste texto, você deve apresentar os seguintes aprendizados:

- Definir o conceito de exercícios de alongamento.
- Identificar os diferentes tipos de exercícios de alongamento.
- Planejar intervenções utilizando exercícios de alongamento.

Introdução

O exercício de alongamento é uma técnica utilizada pelo fisioterapeuta com o objetivo de aumentar a extensibilidade das estruturas músculo-tendinosas e, consequentemente, a flexibilidade e a amplitude de movimento. Existem diversos tipos de exercícios de alongamento, que podem ser realizados de maneira passiva ou ativa, ou seja, com o auxílio do fisioterapeuta ou não.

Neste capítulo, você estudará o conceito de exercício de alongamento, os termos relacionados e os diferentes tipos de exercícios de alongamento. Também verá o planejamento e as intervenções de alongamento, elaboradas para aumentar o comprimento dos componentes contráteis e não contráteis das estruturas musculo-tendinosas e periarticulares.

Conceito e definição de exercício de alongamento

O **alongamento** é uma técnica fisioterapêutica utilizada para aumentar a extensibilidade dos tecidos moles, de modo a otimizar os aspectos de flexibilidade e amplitude de movimento (ADM) do indivíduo (KISNER; COLBY, 2016).

Antes de estudar as técnicas de alongamento, é importante que você conheça a definição de alguns termos relacionados à mobilidade e ao alongamento. Veja quais são eles (KISNER; COLBY, 2016; LOPES, 2007):

- **Flexibilidade:** a flexibilidade é diretamente dependente da condição de extensibilidade das estruturas músculo-tendinosas envolvidas em uma articulação. Essas estruturas devem apresentar a habilidade de se deformar e/ou relaxar e ceder a uma força de alongamento. Assim sendo, a amplitude de movimento e a extensibilidade dos tecidos moles dependem da flexibilidade.
- **Hipomobilidade articular:** a hipomobilidade articular define a mobilidade que apresenta restrições de movimento, ou seja, quando há diminuição da amplitude de movimento normal.
- **Contratura:** a contratura muscular é o encurtamento ou retração da pele, fáscia, músculo, ou cápsula articular, que pode variar em distintos graus de comprometimento, restringindo a flexibilidade normal e a mobilidade articular.

Neurofisiologia do alongamento

A neurofisiologia do movimento deve ser levada em consideração na prescrição das técnicas de alongamento, já que o sistema neurofisiológico envolvido no alongamento muscular tem importante papel em relação à aplicação e execução da técnica. De maneira geral existem dois proprioceptores que desempenham importantes papéis na modulação do alongamento, o **fuso neuromuscular (FNM)** e o **órgão tendinoso de Golgi (OTG)**. Veja mais sobre eles no Quadro 1.

Quadro 1. Proprioceptores envolvidos no alongamento

Classificação	Tipo de receptor	Localização	Função/sensível	Ativo quando?
Proprioceptores	Fuso neuromuscular	Ventre dos músculos esqueléticos	Detectar mudanças de comprimento no musculo	A articulação encontra-se em movimento
	Órgão tendinoso de Golgi	Entre os músculos e os tendões	Detectar tensão nos ligamentos, em especial ao final da excursão de movimento (responsável pelo mecanismo de inibição autogênica)	A articulação encontra-se em movimento

Se o músculo for alongado de maneira abrupta, o FNM enviará informações para a medula espinhal e o encéfalo sobre o estado do comprimento muscular. Então, o músculo que está sendo alongado receberá um comando do sistema nervoso central para que se contraia. Já o OTG, quando estimulado, irá inibir o seu próprio músculo e facilitará o seu antagonista. Essa atuação contribui para a diminuição da tensão do músculo que está sendo alongado. Assim podemos entender que o OTG apresenta capacidade de diminuir os estímulos emanados do FNM, facilitando o relaxamento do músculo que está sendo alongado (SILVERTHORN, 2017; VOIGHT; HOOGENBOOM; PRENTICE, 2014). Visualize essa relação na Figura 1.

ÓRGÃOS TENDINOSOS DE GOLGI

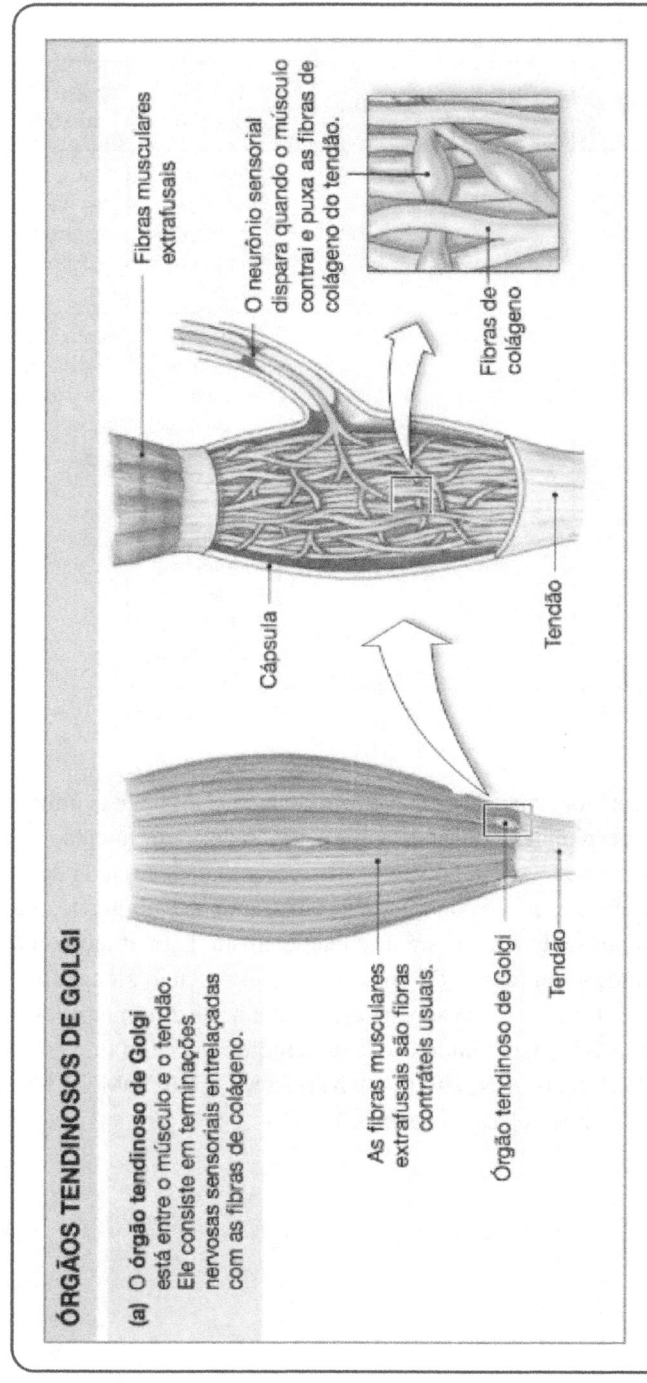

(a) **O órgão tendinoso de Golgi** está entre o músculo e o tendão. Ele consiste em terminações nervosas sensoriais entrelaçadas com as fibras de colágeno.

- As fibras musculares extrafusais são fibras contráteis usuais.
- Órgão tendinoso de Golgi
- Tendão
- Cápsula
- Fibras musculares extrafusais
- O neurônio sensorial dispara quando o músculo contrai e puxa as fibras de colágeno do tendão.
- Fibras de colágeno
- Tendão

Figura 1. (*Continua*) Ilustração do fuso neuromuscular e do órgão tendinoso de Golgi.

Fonte: Silverthorn (2017, p. 422).

FUSOS MUSCULARES

(b) Os fusos musculares encontram-se entre as fibras extrafusais do músculo. Eles enviam informações sobre o estiramento muscular ao SNC.

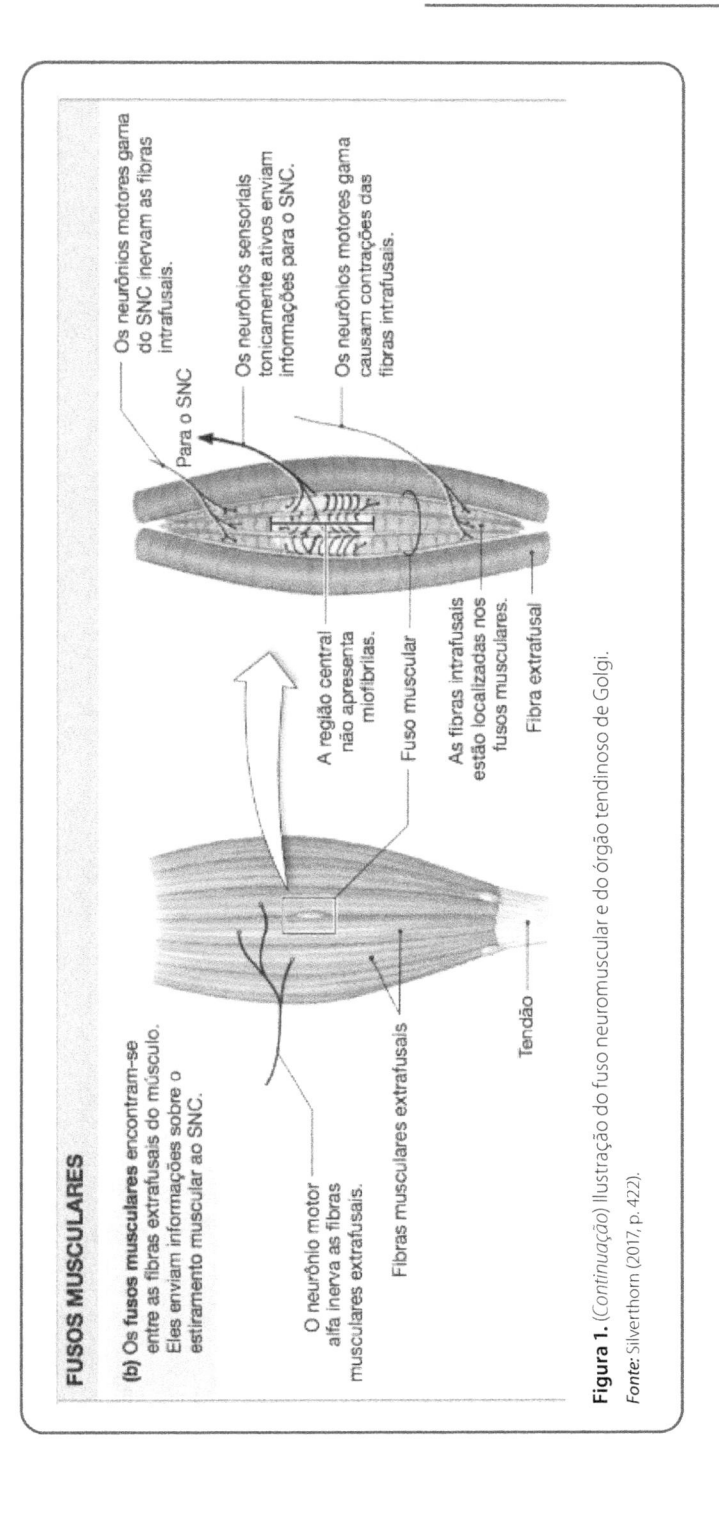

- O neurônio motor alfa inerva as fibras musculares extrafusais.
- Fibras musculares extrafusais
- Tendão
- Os neurônios motores gama do SNC inervam as fibras intrafusais.
- Para o SNC
- Os neurônios sensoriais tonicamente ativos enviam informações para o SNC.
- Os neurônios motores gama causam contrações das fibras intrafusais.
- A região central não apresenta miofibrilas.
- Fuso muscular
- As fibras intrafusais estão localizadas nos fusos musculares.
- Fibra extrafusal

Figura 1. (*Continuação*) Ilustração do fuso neuromuscular e do órgão tendinoso de Golgi.
Fonte: Silverthorn (2017, p. 422).

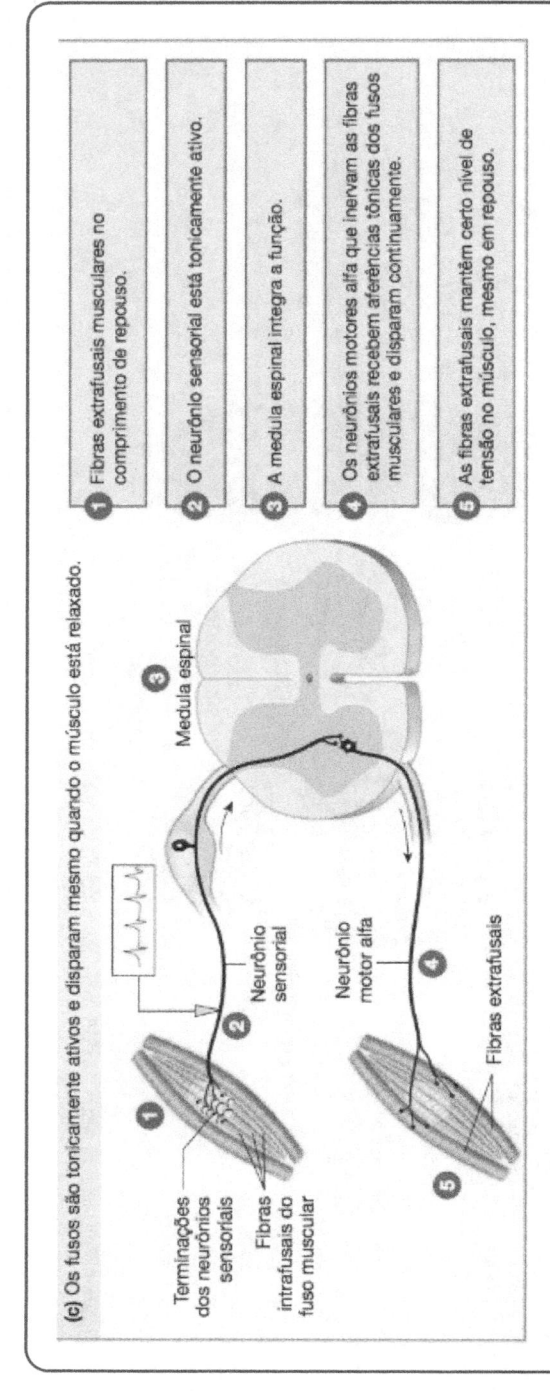

(c) Os fusos são tonicamente ativos e disparam mesmo quando o músculo está relaxado.

① Fibras extrafusais musculares no comprimento de repouso.

② O neurônio sensorial está tonicamente ativo.

③ A medula espinal integra a função.

④ Os neurônios motores alfa que inervam as fibras extrafusais recebem aferências tônicas dos fusos musculares e disparam continuamente.

⑤ As fibras extrafusais mantêm certo nível de tensão no músculo, mesmo em repouso.

Terminações dos neurônios sensoriais
Fibras intrafusais do fuso muscular
Neurônio sensorial
Medula espinal
Neurônio motor alfa
Fibras extrafusais

Figura 1. (*Continuação*) Ilustração do fuso neuromuscular e do órgão tendinoso de Golgi.

Fonte: Silverthorn (2017, p. 422).

> **Saiba mais**
>
> A proteína **titina** é uma das proteínas com a cadeia mais longa de aminoácidos do corpo humano — é uma "proteína gigante", a maior proteína conhecida (SILVERTHORN, 2017). Essa proteína não se opõe ao alongamento muscular, oferecendo resistência dentro de uma amplitude normal. Na verdade, ela se torna mais rígida à medida que é alongada, ajudando o músculo a resistir ao alongamento excessivo, o que poderia afastar os sarcômeros demasiadamente (MARIEB; HOEHN, 2009).

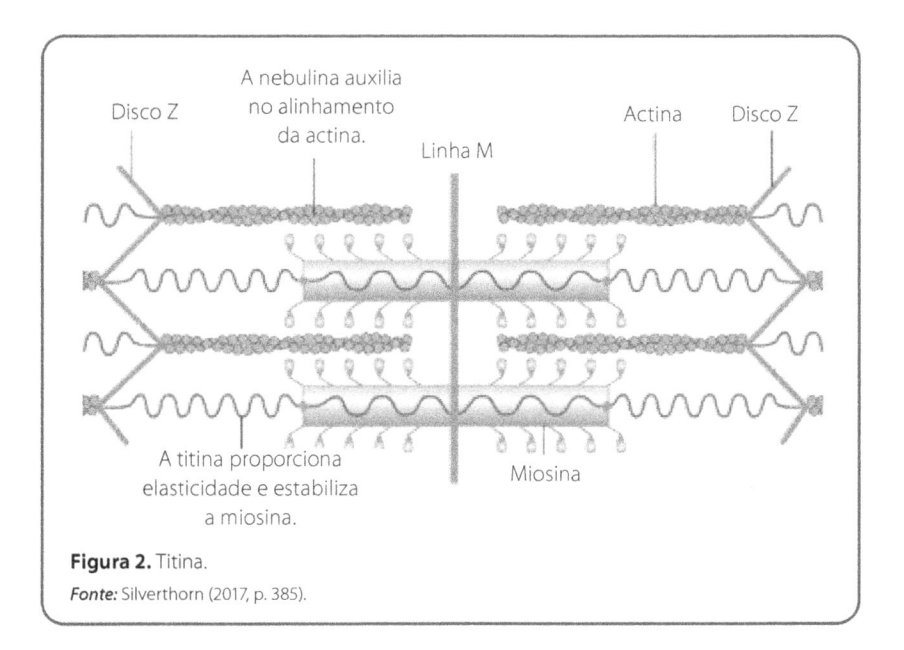

Figura 2. Titina.
Fonte: Silverthorn (2017, p. 385).

Tipos de exercício de alongamento

Os alongamentos podem ser classificados nestes tipos: alongamento estático, alongamento balístico, alongamento dinâmico e alongamento por facilitação neuromuscular proprioceptiva (FNP).

O **alongamento estático** pode ser realizado de maneira passiva ou ativa. É um método em que as estruturas músculo-tendinosas envolvidas no movimento são mantidas em uma posição estacionária em seu maior grau de comprimento possível por um período de tempo determinado (BRODY; HALL, 2012).

> **Link**
>
> No link a seguir, você pode acessar um vídeo que mostra um exemplo de alongamento estático passivo.
>
> https://goo.gl/2ai2yc

O **alongamento balístico** pode ser realizado com o auxílio do fisioterapeuta ou de maneira ativa. Esse tipo de alongamento utiliza movimentos rápidos e bruscos, que impõem uma mudança instantânea e rápida no comprimento das estruturas músculo-tendinosas (BRODY; HALL, 2012).

Já o **alongamento dinâmico** é realizado de maneira ativa e se caracteriza pela ativação de um segmento corporal, movimentando-o repetitivamente ao longo da sua ADM. A execução dos movimentos repetidos propicia que o agonista do movimento contraia, enquanto o antagonista relaxa e alonga-se (BRODY; HALL, 2012).

> **Link**
>
> No vídeo disponível no link a seguir, você pode ver um exemplo de alongamento dinâmico ativo.
>
> https://goo.gl/oK5GSq

O alongamento por **facilitação neuromuscular proprioceptiva (FNP)** de certa maneira baseia-se em "enganar" o sistema neurofisiológico de defesa do organismo envolvido nos estiramentos músculo-tendinosos (BERG, 2015). As técnicas de alongamento por FNP utilizam uma sequência de contrair-relaxar, contrair o agonista ou uma sequência de contrair-relaxar-contrair o agonista. Existem evidências que as técnicas de alongamento por FNP aumentam a ADM pela inibição recíproca e autogênica para induzir o relaxamento (BRODY; HALL, 2012).

> **Fique atento**
>
> À medida que realizamos exercícios de alongamento, a flexibilidade apresenta uma tendência de melhora. Diante disso, o paciente precisa aprender e reaprender a otimizar o controle neuromuscular dos movimentos ativos da porção recém-alcançada da amplitude de movimento durante as atividades funcionais (KISNER; COLBY, 2016).

Planejamento para prescrição e intervenção com os exercícios de alongamento

O planejamento das intervenções fisioterapêuticas utilizando os exercícios de alongamento passam, primeiramente, por uma avaliação cinético-funcional realizada pelo fisioterapeuta. Somente após essa avaliação é que se poderá prescrever os exercícios com uma maior assertividade aos objetivos propostos (LANCHA JÚNIOR; LANCHA, 2016; KISNER; COLBY, 2016).

O planejamento e as intervenções de alongamento descritas e propostas nesta seção são elaboradas para aumentar o comprimento dos componentes contráteis e não contráteis das estruturas musculo-tendinosas e periarticulares.

Alguns fatores são importantes no planejamento e prescrição do exercício de alongamento para reabilitação física, como conhecer os efeitos dos alongamentos nas estruturas músculo-tendinosas e periarticulares. O alongamento proporciona um aumento de amplitude de movimento, melhora a mobilidade do tecido conjuntivo e diminui a rigidez muscular e articular, o que se reflete no aumento de flexibilidade. O alongamento também melhora o desempenho muscular e aumenta o número de sarcômeros em série (BRODY; HALL, 2012).

> **Saiba mais**
>
> O aquecimento dos tecidos ricos em colágeno (ligamento, tendão, cápsula articular e fáscia) permite sua deformação plástica com mais facilidade. Entretanto, a estrutura necessita ser alongada após esse aquecimento, para que se produza o aumento de comprimento e extensibilidade. Recursos térmicos (termoterapia), como ondas curtas, micro-ondas, laser e ultrassom terapêutico, que elevem a temperatura da região entre 40 a 45°C podem ser um coadjuvante à técnica de alongamento (STARKEY, 2017. Outra maneira de aumentar a temperatura corporal e otimizar os exercícios de alongamento é fazer um aquecimento prévio ao exercício de alongamento — por exemplo, caminhada ou exercícios livres não resistidos (BERG, 2015).

Cada tipo de alongamento apresenta mais ou menos convergência com o objetivo proposto. Também devemos considerar as condições clínicas do paciente para prescrever um ou outro tipo de alongamento. Sendo assim o **alongamento estático** apresenta alguns fatores que podem ser interpretados como uma vantagem frente a outros tipos de alongamento, como:

- Menor risco de exceder os limites da extensibilidade tecidual; assim, existe uma maior probabilidade de o paciente não referir dor muscular pós-exercícios de alongamento.
- Menor necessidade de força e energia empregadas pelo paciente para a realização do alongamento.

Quando prescrevemos os exercícios de alongamento estático, devemos orientar ou posicionar o paciente em uma posição que permita o relaxamento dos músculos que são objeto de alongamento. Um ponto importante na realização do alongamento estático, independentemente de ser conduzido de maneira passiva ou ativa, é alongar o músculo ou grupo muscular até o ponto de a sensação de alongamento muscular ser percebida pelo paciente. A partir desse momento, deve-se manter o segmento corporal em posição de alongamento por um termo determinado (a literatura suporta a ideia de que seja entre 20 e 60 segundos). Após esse tempo, volta-se à posição inicial e então é possível iniciar novamente outro ciclo de alongamento (KISNER; COLBY, 2016; BRODY; HALL, 2012).

> **Saiba mais**
>
> A utilização de órteses é uma estratégia válida para a manutenção prolongada do posicionamento de alongamento de um músculo ou grupo muscular, contribuindo com a melhora do alinhamento articular (BRODY; HALL, 2012).

No **alongamento balístico**, o paciente deve estar bem posicionado e mover o segmento corporal até a posição de alongamento ser percebida. A partir desse momento, o paciente realiza um movimento "brusco", com o objetivo de alcançar a amplitude de movimento final para o segmento corporal. O fisioterapeuta deve estar atento ao movimento "brusco", para que não seja vigoroso demais e não ocorra uma lesão muscular ou dores excessivas ao término do exercício proposto.

Já o **alongamento dinâmico** permite que as estruturas músculo-tendinosas atinjam os limites da amplitude de movimento, porém elas não são mantidas nesse limite. Um bom exemplo de alongamento dinâmico são os realizados por bailarinos.

Em relação ao **alongamento por FNP**, podemos executar três tipos de manobras, respeitando a sua definição. Cabe ao fisioterapeuta identificar, após a avaliação cinético-funcional, qual manobra é indicada a seu paciente. Veja quais são essas manobras (adaptadas de BERG, 2015; BRODY; HALL, 2012).

FNP 1:

1. Orientar ou posicionar o paciente na posição mais adequada.
2. Solicitar ou conduzir o alongamento do(s) músculo(s)-alvo até a percepção de alongamento do paciente.
3. Solicitar que o paciente relaxe o músculo que está sendo alongado.
4. Solicitar que o paciente realize uma contração isométrica do músculo que está sendo alongado.
5. Solicitar que o paciente relaxe o músculo que está sendo alongado.
6. Solicitar ou conduzir o alongamento do(s) músculo(s)-alvo até nova percepção de alongamento.
7. Manter o alongamento.
8. Solicitar que o paciente relaxe os músculos.
9. Repetir o procedimento.

FNP 2:

1. Orientar ou posicionar o paciente na posição mais adequada.
2. Solicitar ou conduzir o alongamento do(s) músculo(s)-alvo até a percepção de alongamento.
3. Solicitar que o paciente realize uma contração isométrica do músculo oposto ao que está sendo alongado.
4. Solicitar ou conduzir o alongamento do(s) músculo(s)-alvo até nova percepção de alongamento.
5. Manter o alongamento.
6. Solicitar que o paciente relaxe os músculos.
7. Repetir o procedimento.

FNP 3 (combina FNP 1 e FNP 2):

1. Orientar ou posicionar o paciente na posição mais adequada.
2. Solicitar ou conduzir o alongamento do(s) músculo(s)-alvo até a percepção de alongamento.
3. Solicitar que o paciente relaxe o músculo que está sendo alongado.
4. Solicitar que o paciente realize uma contração isométrica do músculo que está sendo alongado.
5. Solicitar que o paciente realize uma contração isométrica do músculo oposto ao que está sendo alongado.
6. Solicitar ou conduzir o alongamento do(s) músculo(s)-alvo até a percepção de alongamento.
7. Manter o alongamento.
8. Solicitar que o paciente relaxe os músculos.
9. Repetir o procedimento.

O alongamento por FNP auxilia na manutenção e no aumento da força muscular, contribui com o aumento da extensibilidade dos tecidos musculares e tendinosos e otimiza a comunicação do sistema sensório-motor (contração/relaxamento/movimento) (BRODY; HALL, 2012). Essa técnica exige muita atenção por parte do fisioterapeuta para com o paciente, uma vez que são muitos comandos a serem dados e qualquer excesso pode resultar em lesões musculares ou dores tardias (ADLER; BECKERS; BUCK, 2007).

Saiba mais

Você pode utilizar qualquer recurso mecanoterapêutico para auxiliar nos exercícios de alongamento, como as faixas elásticas para alongar a musculatura da cadeia posterior do membro inferior.

Referências

ADLER, S. S.; BECKERS, D.; BUCK, M. *PNF*: facilitação neuromuscular proprioceptiva: um guia ilustrado. 2. ed. Barueri, SP: Manole, 2007.

BERG, K. *Indicações de alongamento:* eliminando a dor e prevenindo as lesões. Porto Alegre: Artmed, 2015.

BRODY, L. T.; HALL, C. M. *Exercício terapêutico*: na busca da função. 3. ed. Rio de Janeiro: Guanabara Koogan, 2012.

KISNER, C.; COLBY, L. A. *Exercícios terapêuticos*: fundamentos e técnicas. 6. ed. Barueri, SP: Manole, 2016.

LOPES, A. *Dicionário ilustrado de fisioterapia*. 2. ed. Rio de Janeiro: Guanabara Koogan, 2007.

MARIEB, E. N.; HOEHN, K. *Anatomia e fisiologia*. 3. ed. Porto Alegre: Artmed, 2009.

SILVERTHORN, D. U. *Fisiologia humana:* uma abordagem integrada. 7. ed. Porto Alegre: Artmed, 2017.

STARKEY, C. *Recursos terapêuticos em fisioterapia*. 4. ed. Barueri, SP: Manole, 2017.

VOIGHT, M. L.; HOOGENBOOM, B. J.; PRENTICE, W. (Ed.). *Técnicas de exercícios terapêuticos*: estratégias de intervenção musculoesquelética. Barueri, SP: Manole, 2014.

Leituras recomendadas

HOUGLUM, P. A. *Exercícios terapêuticos para lesões musculoesqueléticas*. 3. ed. Barueri, SP: Manole, 2015.

TORTORA, G. J.; DERRICKSON, B. *Corpo humano*. 10. ed. Porto Alegre: Artmed, 2017.

Exercícios pliométricos

Objetivos de aprendizagem

Ao final deste texto, você deve apresentar os seguintes aprendizados:

- Definir o conceito de exercício pliométrico.
- Identificar os objetivos dos exercícios pliométricos
- Planejar intervenções utilizando exercícios pliométricos.

Introdução

Os exercícios pliométricos apresentam uma característica muito específica: utilizam o ciclo alongamento-encurtamento (CAE) muscular como forma de produzir energia, como uma mola. Para que isso seja possível, é necessário que os movimentos sejam rápidos e de explosão, de preferência em sequências de contrações excêntricas e concêntricas.

Neste capítulo, você vai estudar o conceito de exercício pliométrico e seus objetivos, e vai ver como planejar intervenções com esse tipo de exercício.

O exercício pliométrico

O **exercício pliométrico** é um tipo de exercício que facilita o aumento de força e potência do músculo por meio do **ciclo-alongamento-encurtamento (CAE)**. O CAE é uma combinação de contração excêntrica seguida por uma contração concêntrica (BRODY; HALL, 2012). Como exemplo de exercícios pliométricos, podemos citar saltos, pulos, lançamentos de bolas, entre outros.

A dinâmica do CAE passa pelo armazenamento de energia elástica nas estruturas miotendíneas na fase de trabalho excêntrica — a porção tendínea é peça fundamental no armazenamento dessa energia. Após essa etapa, inicia-se a fase de transição, também conhecida como acoplamento, para a fase de trabalho concêntrico. Na fase de trabalho concêntrico, a energia armazenada anteriormente é utilizada para produzir a propulsão, ou seja, é a fase do resultado (BRODY; HALL, 2012; DUTTON, 2010). Veja mais sobre cada uma dessas fases no Quadro 1.

Quadro 1. Fases do exercício pliométrico

0	Posição inicial	Repouso.
1	Fase excêntrica	Nesta fase, as estruturas miotendíneas são alongadas, acumulando energia elástica principalmente nas estruturas tendíneas. Esta fase é importante no exercício pliométrico, visto que os melhores resultados são obtidos quando ela é realizada de forma rápida e utiliza uma ADM parcial.
2	Fase acoplamento	Esta é uma fase de transição. Ela deve ser rápida o suficiente para que a energia acumulada da fase excêntrica não se dissipe na forma de calor. Se esta fase não for rápida o suficiente, irá inibir o reflexo de estiramento. Note que esta fase praticamente utiliza contração isométrica.
3	Fase concêntrica	Nesta fase, as duas fases anteriores se combinam e então as estruturas miotendíneas são encurtadas. Se ambas as fases anteriores foram rápidas, esta fase irá produzir potentes resultados (p. ex. um salto mais alto e maior, com mais velocidade).

Fonte: Adaptado de Houglum (2015, p. 263-264).

Devemos levar em consideração que, para incluir exercícios pliométricos em um programa terapêutico de reabilitação física, algumas características devem estar presentes, pois os exercícios conferem elevados graus de dificuldade e exigência ao corpo (HOUGLUM, 2015; BRODY; HALL, 2012). Entre essas, características podemos citar as que mais intimamente estão relacionas com a execução dos exercícios pliométricos: flexibilidade, força e propriocepção.

A **flexibilidade** é uma característica necessária para um exercício pliométrico eficiente, pois uma flexibilidade adequada ou uma boa flexibilidade confere ao músculo uma maior capacidade de alongamento. Essa capacidade maior de alongamento das estruturas miotendíneas confere uma fase excêntrica adequada, repercutindo em uma fase concêntrica melhor.

Uma flexibilidade diminuída pode resultar em lesões miotendíneas durante a execução dos exercícios pliométricos, devido à redução do grau de absorção de força, necessária especialmente para o impacto e as tensões de desaceleração. Por exemplo, o paciente que apresenta uma flexão de joelho de apenas cinquenta graus apresentará incapacidade de absorver as forças que lhe são impostas quando saltar de uma caixa de cinquenta centímetros. Já, o paciente, que apresenta uma flexão completa do joelho, pode absorver o impacto de maneira muito mais eficaz, evitando que as forças ascendam pelo membro (HOUGLUM, 2015; DUTTON, 2010; VOIGHT; HOOGENBOOM; PRENTICE, 2014).

Saiba mais

A **goniometria** é um recurso avaliativo que o fisioterapeuta utiliza para medir a amplitude de movimento nas articulações em graus, empregando um instrumento chamado de **goniômetro** (LOPES, 2007, p. 113).

Outra característica importante é a **força**, pois os exercícios pliométricos exigem força, de acordo com seu grau de dificuldade. A exigência de um grau de força maior está relacionada diretamente ao grau de dificuldade do exercício — ou seja, quanto mais difícil o exercício pliométricos, mais força se necessita. A força é essencial, pois é com ela que o paciente obterá controle do exercício. Outro ponto importante se refere à hipertrofia muscular, pois um músculo hipertrófico aumenta a secção do seu eixo transversal do ventre muscular, o que acarreta mais elementos elásticos, mais força e resistência excêntrica adicional (HEBERT et al., 2017; HOUGLUM, 2015; VOIGHT; HOOGENBOOM; PRENTICE, 2014).

Em relação à **propriocepção**, o paciente deve ter níveis aceitáveis de agilidade, equilíbrio e coordenação para poder executar e controlar os exercícios pliométricos.

O nível de cada uma dessas características dependerá do grau de complexidade e intensidade do exercício proposto. Por exemplo, pular corda não é tão complexo e intenso quanto uma atividade pliométrica de *jumping box*, embora ambas atividades exijam agilidade, equilíbrio e coordenação.

O exercício pliométrico apresenta caracteristicas de execução divididas em fases e necessitam de certo grau de aptidão física para poder ser executado sem o risco de lesões miotendíneas e articulares.

Objetivo do exercícios pliométricos

O principal objetivo dos exercícios pliometricos é otimizar a excitabilidade do sistema nervoso para melhorar a habilidade e a reação do sistema neuromuscular (VOIGHT; HOOGENBOOM; PRENTICE, 2014). Isso significa potencializar o desempenho muscular com o aumento da força, a otimização da integração sensório-motora (coordenação, equilibrio e propriocepção) e a melhora da flexibilidade, da agilidade, da resistência e da velocidade (HOUGLUM, 2015; DUTTON, 2010). Esses exercícios apresentam um boa indicação no que se refere à prevenção de alterações ou déficits cinético-funcionais.

Planejamento das intervenções com exercícios pliométricos

O planejamento das intervenções fisioterapêuticas utilizando os exercícios pliométricos passam, primeiramente, por uma avaliação cinético-funcional realizada pelo fisioterapeuta. Somente após essa avaliação é que se poderá prescrever os exercícios com uma maior assertividade aos objetivos propostos (LANCHA JÚNIOR; LANCHA, 2016; KISNER; COLBY, 2016).

A prescrição dos exercícios pliométricos deve ser bem planejada, de modo a promover uma progressão adequada ao paciente e aos objetivos propostos na avaliação cinético-funcional (BRODY; HALL, 2012). Devemos levar em consideração as seguintes variáveis (VOIGHT; HOOGENBOOM; PRENTICE, 2014):

- **Direção do movimento do corpo:** os exercícios pliométricos realizados na direção vertical (a favor ou contra a força da gravidade) são mais avançados e estressantes quando comparados com os exercícios realizados na direção horizontal.
- **Peso do paciente:** quanto mais pesado o paciente, maior a sobrecarga colocada sobre ele ao realizar os exercícios.
- **Velocidade da execução:** quanto maior a velocidade exigida ao paciente na execução de exercícios, maior a sobrecarga imposta a ele.

- **Carga externa:** quando se adiciona uma carga externa, pode-se aumentar a sobrecarga ao paciente durante a execução dos exercícios. Mas fique atendo: não aumente a carga externa ao ponto de diminuir significativamente a velocidade de execução dos exercícios.
- **Intensidade:** a intensidade pode ser definida como a quantidade de esforço exercida ou o estresse em razão do exercício pliométrico. Na pliometria, a utilização de carga externa, o aumento da altura ou da distância no salto vertical ou horizontal, a exigência de uma maior velocidade na execução dos exercícios ou a inclusão de exercícios mais complexos podem ser boas estratégias para aumentar a intensidade.
- **Volume:** o volume é a quantidade total de trabalho realizado em uma única sessão. O volume pode ser mensurado pelo número total de contatos dos pés, para as atividades de salto, ou pelo número total de repetições e de séries para os exercícios de membros superiores.
- **Frequência:** a frequência é o número de vezes em que as sessões de exercícios pliométricos são aplicadas em um planejamento terapêutico. Tem sido sugerido que são necessárias de 48 a 72 horas de descanso para a recuperação total antes da próxima intervenção com exercícios pliométricos (CHU, 1992 apud VOIGHT; HOOGENBOOM; PRENTICE, 2014). Não se esqueça de que a intensidade influencia na determinação da frequência das sessões.
- **Idade:** devemos ter cuidado e parcimônia quando prescrevemos exercícios pliométricos a crianças e jovens entre 8 e 13 anos de idade. As atividades pliométrica para pacientes pré-púberes e em início de puberdade devem permanecer em baixo volume e baixa intensidade, já que as crianças estão em maior risco de lesão na execução de exercícios pliométricos porque seu sistema nervoso central (SNC) não está suficientemente maduro, o que limita o limiar de ativação dos órgãos tendinosos de Golgi (OTG).
- **Recuperação:** a recuperação é o tempo de descanso entre séries ou grupos de exercícios pliométricos. A quantidade de tempo de repouso determina se os exercícios pliométricos terão foco em melhorar a potência ou em potencializar a resistência muscular. Quanto menor o tempo de descanso entre as séries de exercícios, maior será a ênfase na resistência; períodos de descanso mais longos trarão maiores ganhos em potência (força). Como orientação geral, períodos de descanso de 45 a 60 segundos entre séries ou grupos de exercícios promovem o aumento da potência (CHU, 1998 apud VOIGHT; HOOGENBOOM; PRENTICE, 2014).

Devemos tomar cuidado com as precauções e contraindicações que a prescrição dos exercícios pliométricos nos impõe no momento de realizar a sessão terapêutica. Aconselha-se que os exercícios sejam realizados logo após um aquecimento, pois, ao final de uma sessão terapêutica, o paciente poderá estar fadigado, e sua força, flexibilidade e capacidade de coordenação estarão abaixo do ideal, o que pode potencializar possíveis lesões miotendíneas.

Fique atento

O calçado utilizado pelo paciente para a realização dos exercícios pliométricos deve ter um bom sistema de amortecedores.

As dores musculares tardias pós-exercícios também são um ponto importante, uma vez que os exercícios pliométricos exigem mais do paciente. Assim, devemos dar atenção especial ao período de recuperação e frequência (HOUGLUM, 2015).

Outro ponto de especial atenção é a existência de instabilidades articulares, dores articulares, inflamação aguda, osteoartrite e doenças cardiovasculares (BRODY; HALL, 2012). Pacientes com doenças cardiovasculares precisam ter sua frequência cardíaca e a pressão arterial monitoradas e devem ter seu limites fisiológicos respeitados.

Para a execução dos exercícios pliométricos, você deverá utilizar alguns equipamentos, como caixas pliométricas, *medicine balls,* cones, barreiras, cordas para pular e escadarias. Caso exista a necessidade de utilizar carga externa, os coletes com pesos são os mais adequados (HOUGLUM , 2015; DUTTON, 2010).

Exemplo

Ao prescrever os exercícios pliométricos, você poderá integrar exercícios de treinamento sensório-motor, como saltos para membros inferiores com bosu.

Aparelhos de Pilates, como o *reformer*, também podem ser utilizados para a realização de exercícios pliométricos, obtendo-se o CAE para os membros inferiores.

O exercício pliométrico é um recurso fisioterapêutico valioso, quando bem prescrito e conduzido, potencializando, sobretudo, o gesto funcional.

Referências

BRODY, L. T.; HALL, C. M. *Exercício terapêutico*: na busca da função. 3. ed. Rio de Janeiro: Guanabara Koogan, 2012.

DUTTON, M. *Fisioterapia ortopédica*: exame, avaliação e intervenção. 2. ed. Porto Alegre: Artmed, 2010.

HEBERT, S. et al. *Ortopedia e traumatologia*. 5. ed. Porto Alegre: Artmed, 2017.

HOUGLUM, P. A. *Exercícios terapêuticos para lesões musculoesqueléticas*. 3. ed. Barueri, SP: Manole, 2015.

KISNER, C.; COLBY, L. A. *Exercícios terapêuticos*: fundamentos e técnicas. 6. ed. Barueri, SP: Manole, 2016.

LANCHA JÚNIOR, A. H.; LANCHA, L. O. (Org.). *Avaliação e prescrição de exercícios físicos*: normas e diretrizes. Barueri, SP: Manole, 2016.

LOPES, A. *Dicionário ilustrado de fisioterapia*. 2. ed. Rio de Janeiro: Guanabara Koogan, 2007.

VOIGHT, M. L.; HOOGENBOOM, B. J.; PRENTICE, W. (Ed.). *Técnicas de exercícios terapêuticos*: estratégias de intervenção musculoesquelética. Barueri, SP: Manole, 2014.

Leitura recomendada

TORTORA, G. J.; DERRICKSON, B. *Corpo humano*. 10. ed. Porto Alegre: Artmed, 2017.

Exercícios em cadeia cinética aberta e fechada

Objetivos de aprendizagem

Ao final deste texto, você deve apresentar os seguintes aprendizados:

- Definir o conceito de cadeia cinética aberta e fechada.
- Identificar os objetivos dos exercícios realizados em cadeia cinética aberta e fechada.
- Preparar intervenções utilizando exercícios em cadeia cinética aberta e fechada.

Introdução

O movimento é realizado a partir de uma cadeia cinética, pela conexão e transmissão de força entre os segmentos que se articulam. Assim, o exercício terapêutico pode ocorrer em cadeia cinética aberta (CCA) ou cadeia cinética fechada (CCF). De modo geral, os exercícios em CCA e CCF são indicados para o fortalecimento e a melhora do desempenho muscular.

Neste capitulo, você estudará o conceito de exercícios em CCA e CCF e sua fundamentação teórica. Em seguida, verá quais são os objetivos a serem atingidos com a prescrição desse tipo de exercício e como fazer seu planejamento e intervenções.

Cadeia cinética aberta e cadeia cinética fechada

O movimento do corpo está integrado dentro de uma cadeia cinética, pelo encadeamento e a transmissão de força dos segmentos articulados (PRENTICE, 2012; DUTTON, 2010). Os exercícios terapêuticos podem ocorrer em **CCA** ou **CCF**.

A CCA acontece quando a parte distal ou terminal do segmento está livre para mover-se no espaço. Já a CCF ocorre quando a parte distal ou terminal do segmento não está livre para mover-se no espaço, ou seja, o segmento está fixo em uma superfície de apoio (KISNER; COLBY, 2016; VOIGHT; HOOGENBOOM; PRENTICE, 2014; BRODY; HALL, 2012; DUTTON, 2010).

Na CCF, as forças iniciam na parte distal e vão se propagando pela cadeia cinética em cada articulação. As forças devem ser absorvidas pelas estruturas integradas na cadeia do movimento, e não simplesmente dissipadas como ocorre na CCA (PRENTICE, 2012). No Quadro 1 você pode verificar as particularidades dos exercícios de CCA e CCF.

Quadro 1. Diferenças entre os exercícios em CCA e CCF

Exercícios em CCA	Exercícios em CCF
O segmento distal ou terminal se move no espaço.	O segmento distal ou terminal está fixo.
O movimento articular é independente (a flexão do cotovelo independe da articulação do punho).	O movimento articular é interdependente (a flexão do cotovelo depende da posição da articulação do punho).
O movimento do segmento ocorre apenas distal à articulação alvo do movimento (p. ex. a flexão do cotovelo resulta apenas do movimento do antebraço).	O movimento do segmento ocorre proximal e distal à articulação alvo do movimento (p. ex. a flexão do cotovelo resulta no movimento do antebraço, braço e cintura escapular).
As contrações musculares são predominantemente concêntricas.	As contrações musculares são predominantemente excêntricas, com estabilização muscular dinâmica (cocontração/contração isométrica).
Há menos compressão articular e maior força de cisalhamento articular.	Há maior compressão articular, o que diminui a força de cisalhamento articular.

(Continua)

(Continuação)

Quadro 1. Diferenças entre os exercícios em CCA e CCF

Exercícios em CCA	Exercícios em CCF
Há menor número de mecanorreceptores estimulados (restringidos aos mecanorreceptores da articulação em movimento).	Há maior número de mecanorreceptores estimulados (estimulação dos mecanorreceptores ampliada em virtude de o movimento exigir mais articulações em movimento).
Os movimentos são realizados com mais velocidade, em geral.	Os movimentos são mais lentos, em geral.

Fonte: Adaptado de Kisner e Colby (2016); Houglum (2015); Brody e Hall (2012); Moser, Malucelli e Bueno (2010).

Objetivos dos exercícios realizados em cadeia cinética aberta e fechada

Os objetivos dos exercícios em cadeia cinética fechada e aberta estão centrados no fortalecimento muscular, na modulação da dor, na otimização do sistema sensório-motor (equilíbrio, coordenação), na melhora da mobilidade e na melhora do desempenho funcional (CABRAL et al., 2008; FERREIRA et al., 2017). Vejamos sobre cada um desses objetivos e a diferença entre os exercícios em CCA e CCF.

- **Fortalecimento muscular**
  - **CCA:** recrutamento muscular isolado — contração excêntrica limitada.
  - **CCF:** recrutamento muscular em cadeia — contrações em nível funcional (isométrica, concêntrica e excêntrica).
- **Mobilidade**
  - **CCA e CCF:** manutenção da mobilidade com o movimento articular (relação encurtamento e alongamento músculo-tendinoso).
- **Modulação da dor**
  - **CCA e CCF:** melhora da relação metabólica músculo-tendinosa e articular, melhora da nutrição intra-articular, liberação de opioides endógenos, modulação do limiar de nociceptores periarticulares.

- **Sistema sensório-motor**
  - **CCA e CCF:** melhora do equilíbrio devido à otimização da relação entre as valências físicas com respostas sensórias. Proporciona um *feedback* proprioceptivo e cinestésico — melhora da coordenação com a otimização das habilidades motoras e sensoriais.
- **Desempenho funcional**
  - **CCA:** proporciona a prática de exercícios funcionais (por exemplo, escovar os dentes) e não funcionais (por exemplo, exercício analítico de flexo-extensão de cotovelo).
  - **CCF:** proporciona exercícios mais próximos da realidade funcional (por exemplo, marcha).

Planejamento das intervenções com exercícios em cadeia cinética aberta e fechada

O planejamento das intervenções fisioterapêuticas utilizando os exercícios em CCA e CCF passam, primeiramente, por uma avaliação cinético-funcional realizada pelo fisioterapeuta. Somente após essa avaliação é se poderá prescrever os exercícios com uma maior assertividade dos objetivos propostos (LANCHA JÚNIOR; LANCHA, 2016; KISNER; COLBY, 2016).

A prescrição de exercícios terapêuticos com foco na reabilitação se centravam, principalmente, em exercícios livres e resistidos em CCA. Com o passar dos anos, houve um incremento da compreensão da cinesiologia e da biomecânica, o que favoreceu a utilização e, consequentemente, a prescrição dos exercícios em CCF. A isso se soma o aumento do conhecimento dos mecanismos neuromusculares aplicados à reabilitação física (VOIGHT; HOOGENBOOM; PRENTICE, 2014).

Assim, os protocolos de reabilitação física, sobretudo os protocolos com foco da reabilitação de lesões do ligamento cruzado anterior (LCA), começaram a evoluir, tanto nos quesitos clínico e cirúrgico quanto na reabilitação física. Essa evolução inclui, cada vez mais, a prescrição de exercícios em CCF nos protocolos fisioterapêuticos, o que deixou esses exercícios mais conhecidos e em evidência (VOIGHT; HOOGENBOOM; PRENTICE, 2014).

Os exercícios mais comumente utilizados na CCF para membros inferiores são:

- *leg press*;
- agachamentos;

- miniagachamentos;
- simuladores de escada;
- exercícios utilizando o *step*;
- extensão total do joelho usando faixas elásticas;
- *slide board* (prancha deslizante);
- bicicletas ergométricas.

Para o membro superior, os exercícios mais comuns são:

- transferência de peso com *medicine ball*;
- exercícios de apoio.

Visualize na Figura 1 alguns desses exercícios.

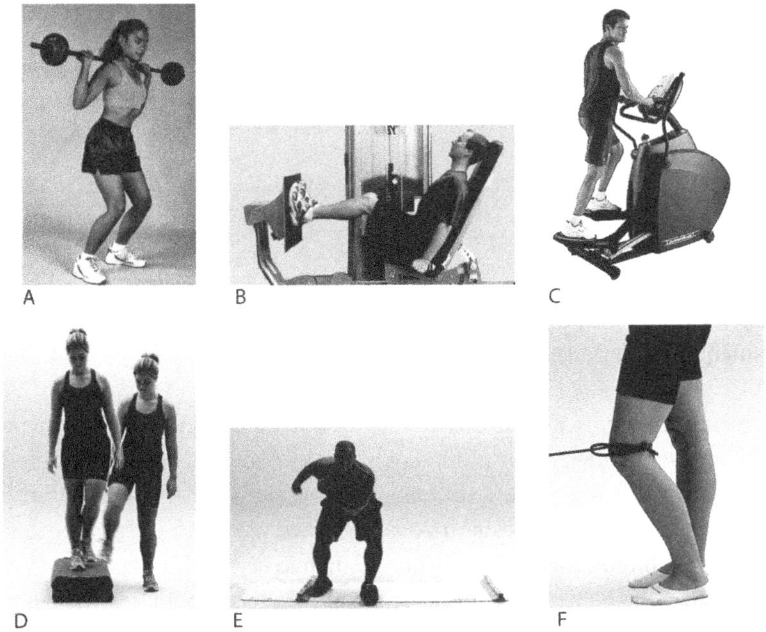

Figura 1. (*Continua*) Exercícios de cadeia fechada: A. Miniagachamentos. B. *Leg press*. C. Simulador de escada. D. Exercício lateral com *step*. E *Slide board*. F. Extensão total do joelho com tubo elástico. G. Bicicleta estacionária. H. Shuttle 2000. I. Transferência de peso. J. Apoio sentado. K. Fitter.
Fonte: Prentice (2012, p. 363-364).

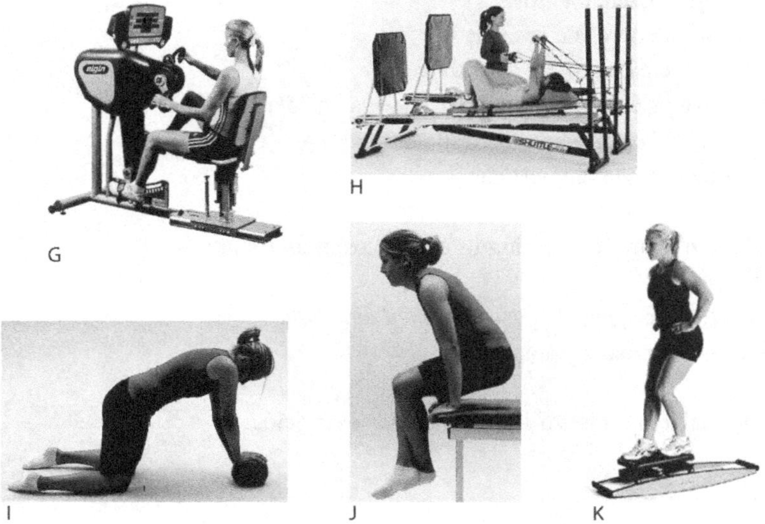

Figura 1. *(Continuação)* Exercícios de cadeia fechada: A. Miniagachamentos. B. *Leg press.* C. Simulador de escada. D. Exercício lateral com *step.* E *Slide board.* F. Extensão total do joelho com tubo elástico. G. Bicicleta estacionária. H. Shuttle 2000. I. Transferência de peso. J. Apoio sentado. K. Fitter.
Fonte: Prentice (2012, p. 363-364).

Para o planejamento das intervenções utilizando os exercícios em CCA e CCF, devemos levar em consideração variáveis como intensidade, volume, frequência e intervalos de repouso, entre outras:

- **Alinhamento e estabilização segmentar:** o paciente e o(s) segmento(s) corporais devem ser alinhados à ação muscular proposta, de modo a permitir uma correta direção do movimento e evitar o movimento compensatório. A estabilização do paciente ou do(s) segmento(s) se torna importante, pois é ela que mantém o correto alinhamento. A estabilização pode ser realizada de maneira externa, pelo fisioterapeuta ou pela utilização de dispositivos como faixas, barras paralelas para apoio etc., e/ou de maneira interna, pela contração isométrica de músculos adjacentes, que não participam do padrão de movimento proposto.
- **Intensidade:** a intensidade do exercício se refere à quantidade de resistência (por exemplo, peso) imposta ao músculo-alvo durante cada repetição do exercício proposto.

- **Volume:** o volume é a quantidade total de trabalho realizado em uma única sessão. O volume pode ser mensurado pela soma do número total de repetições e séries de um exercício específico, multiplicada pela resistência usada.
- **Ordem de execução dos exercícios:** a ordem de execução dos exercícios na sessão fisioterapêutica tem influência direta sobre a fadiga muscular e os efeitos adaptativos da reabilitação. Os grandes grupos musculares devem ser priorizados em relação aos pequenos grupos musculares, e o mesmo se aplica aos músculos multiarticulares, que vêm antes dos uniarticulares.
- **Frequência:** a frequência é o número de vezes em que as sessões de exercícios em CCA e CCF são aplicadas em um planejamento terapêutico. Lembre-se de que, quanto maior a intensidade e o volume do exercício imposto aos músculos, maior o intervalo de tempo entre as sessões para que haja recuperação dos efeitos temporariamente fatigantes do exercício.
- **Duração:** a duração se refere ao tempo total destinado ao programa fisioterapêutico proposto, que pode ser de semanas ou meses. Lembre-se de que os ganhos de força observados no início de um programa de treinamento resistido com CCA e CCF (após 2 a 3 semanas) são resultado, principalmente, da adaptação neural. Para que ocorram mudanças significativas no músculo (hipertrofia ou aumento da vascularização), são necessárias ao menos 6 a 12 semanas de treinamento resistido.
- **Intervalo de repouso:** é necessário para a recuperação da fadiga muscular ou a recuperação de respostas adversas, como a dor muscular de início tardio induzida pelos exercícios em CCA e CCF.
- **Velocidade de execução do exercício:** a velocidade de contração interfere sobre a tensão que o músculo produz e, por conseguinte, sobre a força e a potência muscular. A velocidade do exercício deve ser alterada durante um programa de reabilitação física, para preparar o paciente para uma variedade de atividades funcionais que ocorrem em distintas velocidades.

Fique atento

A intensidade do exercício em CCA e CCF e a condição com que o músculo é sobrecarregado dependem também das variáveis frequência, volume, ordem de execução dos exercícios e intervalo de repouso (KISNER; COLBY, 2016).

Os exercícios em CCA e CCF oferecem vantagens e desvantagens no decorrer da reabilitação física. Optar por um ou por outro dependerá unicamente dos objetivos evidenciados na avaliação cinético-funcional (VOIGHT; HOOGENBOOM; PRENTICE, 2014). A progressão dos exercícios em CCA e CCF deve respeitar as condições funcionais e clínicas do paciente, bem como a complexidade dos exercícios, ou seja, deve-se iniciar por exercícios mais simples e progredir conforme a adaptação do paciente e os objetivos propostos (KISNER; COLBY, 2016).

Ao planejar uma intervenção fisioterapêutica, os exercícios terapêuticos devem incluir exercícios em CCA e CCF de modo a otimizar resultados (HOUGLUM, 2015).

Fique atento

Devemos ter especial atenção ao prescrever exercícios CCA e CCF quando há instabilidades articulares, dores articulares, inflamação aguda, osteoartrite e doenças cardiovasculares (BRODY; HALL, 2012). Em pacientes com doenças cardiovasculares, é necessário monitorar a frequência cardíaca e a pressão arterial, e respeitar os limites fisiológicos do paciente.

Link

Se quiser aprofundar seu conhecimento sobre CCA e CCF, o artigo "Cadeia cinética aberta e fechada: uma reflexão crítica", disponível no link a seguir, é uma fonte de estudo bastante interessante.

https://goo.gl/TWe5r4

Referências

BRODY, L. T.; HALL, C. M. *Exercício terapêutico*: na busca da função. 3. ed. Rio de Janeiro: Guanabara Koogan, 2012.

CABRAL, C. M. N. et al. Fisioterapia em pacientes com síndrome fêmoro-patelar: comparação de exercícios em cadeia cinética aberta e fechada. *Acta Ortopédica Brasileira*, v. 16, n. 3, p. 180-185, 2008. Disponível em: <http://www.scielo.br/pdf/aob/v16n3/a12v16n3.pdf>. Acesso em: 13 ago. 2018.

DUTTON, M. *Fisioterapia ortopédica*: exame, avaliação e intervenção. 2. ed. Porto Alegre: Artmed, 2010.

FERREIRA, L. G. P. et al. Multisensory and closed kinetic chain exercises on the functional capacity and balance in elderly women: blinded randomized clinical trial. *Fisioterapia em Movimento*, v. 30, supl. 1, p. 259-266, 2017. Disponível em: <http://www.scielo.br/pdf/fm/v30s1/1980-5918-fm-30-s1-259.pdf>. Acesso em: 13 ago. 2018.

HOUGLUM, P. A. *Exercícios terapêuticos para lesões musculoesqueléticas*. 3. ed. Barueri, SP: Manole, 2015.

KISNER, C.; COLBY, L. A. *Exercícios terapêuticos*: fundamentos e técnicas. 6. ed. Barueri, SP: Manole, 2016.

LANCHA JÚNIOR, A. H.; LANCHA, L. O. (Org.). *Avaliação e prescrição de exercícios físicos*: normas e diretrizes. Barueri, SP: Manole, 2016.

MOSER, A. D. de L.; MALUCELLI, M. F.; BUENO, S. N. Cadeia cinética aberta e fechada: uma reflexão crítica. *Fisioterapia em Movimento*, v. 23, n. 4, p. 641-650, dez. 2010. Disponível em: <http://www.scielo.br/pdf/fm/v23n4/a14v23n4.pdf>. Acesso em: 13 ago. 2018.

PRENTICE, W. E. *Fisioterapia na prática esportiva:* uma abordagem baseada em competências. 14. ed. Porto Alegre: AMGH, 2012.

VOIGHT, M. L.; HOOGENBOOM, B. J.; PRENTICE, W. (Ed.). *Técnicas de exercícios terapêuticos*: estratégias de intervenção musculoesquelética. Barueri, SP: Manole, 2014.

Leitura recomendada

TORTORA, G. J.; DERRICKSON, B. *Corpo humano*. 10. ed. Porto Alegre: Artmed, 2017.

Treinamento sensório-motor

Objetivos de aprendizagem

Ao final deste texto, você deve apresentar os seguintes aprendizados:

- Conceituar treinamento sensório-motor.
- Identificar os objetivos do treinamento sensório-motor.
- Planejar intervenções utilizando o treinamento sensório-motor.

Introdução

O treinamento sensório-motor, de maneira geral, aperfeiçoa a comunicação entre o sistema neuro-músculo-articular periférico com o sistema nervoso central e o processamento das informações dessa comunicação. Ele promove o incremento da *performance* muscular e o aumento da estabilidade articular e do controle motor, quando aplicado de maneira preventiva ou em uma situação de recuperação pós-lesão.

Neste capítulo, você vai estudar o treinamento sensório-motor, com foco no seu sistema, no controle neuromuscular e na propriocepção. Também vai ver como planejar intervenções para a otimização dos aspectos cinético-funcionais.

Sistema sensório-motor

O sistema sensório-motor realiza a integração dos complexos sensoriais (periférico e central) e motores entre as estruturas envolvidas na manutenção da integridade dos complexos articulares durante os movimentos do corpo. Ele atua também na manutenção postural (LIMA et al., 2017). É ele que nos permite conhecer e ajustar, a todo o momento, o posicionamento do nosso corpo frente ao espaço (BRAGA et al., 2012). Ele se divide em controle neuromuscular e propriocepção.

O **controle neuromuscular** se caracteriza pela ativação inconsciente de músculos estabilizadores, envolvidos na manutenção da estabilidade articular. Para manter a estabilidade articular, o controle neuromuscular necessita da interação de **aferências sensitivas** (somatossensorias, vestibulares e visuais) e **eferências motoras** com o **sistema nervoso central (SNC)**. As informações recebidas dos músculos e articulações serão integradas e processadas pelo SNC e, como resposta, haverá a evocação de contrações musculares (eferências motoras), que propiciarão a estabilidade articular coordenada e necessária às estruturas envolvidas (CARVALHO, 2010).

A **propriocepção** se divide em **percepção do movimento (cinestesia)** e **senso de posição**. É por meio desse sentido que percebemos, de maneira inconsciente ou consciente, a posição do nosso corpo, as partes que estão em movimento ou imóveis (PLOWMAN; SMITH, 2010).

As estruturas responsáveis pelas informações proprioceptivas são conhecidas como **proprioceptores** e **mecanorreceptores** (DUTTON, 2010). Elas enviam constantemente informações ao SNC, para que ele saiba quais músculos estão contraindo ou relaxando, que articulações estão em movimento, qual a força exercida em determinada atividade e assim por diante. Essas informações permitem que o SNC construa um mapa sobre nosso posicionamento frente ao espaço que ele ocupa, proporcionando estabilidade articular, controle postural e diversas outras sensações (RIBEIRO; OLIVEIRA, 2017).

Saiba mais

As informações recebidas a partir dos proprioceptores e mecanorreceptores são processadas em distintos níveis do SNC (DUTTON, 2010):
- **nível espinhal** (medula, reflexo espinhal) — estabilização dinâmica da musculatura e reflexo protetor articular;
- **nível cerebelar e tronco cerebral** — reações de equilíbrio e ajustes posturais;
- **nível cortical** (centros cognitivos) — área que integra os *engramas* motores para ações músculo-articulares voluntárias.

A **estabilidade articular** ocorre de maneira passiva por meio dos ligamentos, da cápsula articular, das cartilagens e da geometria óssea. Já a **estabilidade dinâmica** ocorre por meio das contrações musculares, acionadas por *feedback* e *feedfoward*.

O *feedback* (**retroalimentação**) consiste no da informação sensorial durante e após a realização do movimento com o objetivo de realizar correções para o movimento que está sendo executado, bem como para futuros movimentos. Já o *feedfoward* (**antecipação**) é o uso de informação sensorial antecipada para preparar o movimento (LUNDY-EKMAN, 2008).

Exemplo

Considere o caso de um indivíduo que apresenta uma lesão do ligamento cruzado anterior do joelho. No caso do sistema de *feedforwad*, antes de sobrecarregar a articulação com alguma carga tensional, o sistema de antecipação irá aumentar a contração dos músculos isquiossurais, o que impedirá a translação anterior da tíbia durante a aceitação da carga. Já no sistema de *feedback*, a partir das informações recebidas pelos proprioceptores (visão, receptores vestibulares e audição), o corpo adaptará constantemente a marcha às variações e restrições impostas pelo ambiente.

Treinamento sensório-motor

O treinamento sensório-motor é um recurso que permite a você incidir e atuar nas afecções do sistema sensório-motor. Além de atuar com um enfoque de reabilitação física, o treinamento sensório-motor também pode ser usado para prevenção e aptidão física. Trata-se de um recurso que permite ao fisioterapeuta utilizar exercícios de aprendizagem e "reaprendizagem" motora que evoquem a integração funcional dos complexos sensitivos e motores, auxiliando, potencializando e/ou desenvolvendo respostas sensório-motoras com um fim específico.

Para um treinamento sensório-motor adequado, você deve levar em consideração as distintas características dos proprioceptores e mecanorreceptores. Veja o Quadro 1, a seguir.

Quadro 1. Características dos proprioceptores e mecanorreceptores

Classificação	Tipo de receptor	Localização	Função/ sensível	Ativo quando?
Proprioceptores	Fuso neuromuscular	Ventre dos músculos esqueléticos	Detectar mudanças de comprimento no músculo	A articulação encontra-se em movimento
	Órgãos tendinosos de Golgi	Entre os músculos e os tendões	Detectar tensão nos ligamentos, em especial ao final da excursão de movimento	A articulação encontra-se em movimento
	Corpúsculos de Ruffini	Pele e cápsulas nas articulações e nos ligamentos	Detectar posição articular, pressão intra-articular, amplitude e velocidade do movimento	A articulação encontra-se em movimento ou em repouso
Mecanorreceptores	Corpúsculos de Paccini	Septos intermusculares e periósteo	Detectar aceleração ou desaceleração	A articulação encontra-se em movimento

Fonte: Adaptado de Dutton (2010).

Objetivos do treinamento sensório-motor

O objetivo geral da prescrição do treinamento sensório-motor é aperfeiçoar a integração do sistema sensorial e motor com foco cinético-funcional. O treinamento sensório-motor apresenta caráter preventivo e de reabilitação física. Ele vem se consolidando em diversos estudos científicos como um recurso terapêutico importante na otimização da integração dos complexos sensitivos e motores (BOTELHOS; BONFIM, 2012).

O treinamento sensório-motor apresenta alguns objetivos centrais, como (BRAGA et al., 2012; BACHA et al., 2016):

- melhorar a sensibilidade proprioceptiva;
- propiciar um controle neuromuscular mais acurado;
- aperfeiçoar o controle gestual e postural;
- auxiliar na prevenção efetiva contra lesões, com incremento da estabilidade dinâmica;
- auxiliar nos tratamentos pré e pós-cirúrgicos de lesões que envolvam músculos e articulações;
- auxiliar nos tratamentos conservadores de lesões que envolvam músculos e articulações.

Exemplo

Quando um atleta sofre um estiramento do tendão de Aquiles, do tornozelo, a resposta inflamatória é tratada e a integridade do tendão é recuperada. Entretanto, quando esse atleta volta aos treinos, muitas vezes não sente confiança e firmeza para utilizar aquele membro inferior, porque as integrações do sistema sensório-motor da região ainda estão alteradas, ou seja, a comunicação entre os complexos sensitivos e motores estão deficitárias, o que diminui sua percepção do movimento, gerando a sensação de insegurança. Nesse caso, a prescrição do treinamento sensório-motor é suma importância, uma vez que aumentará o controle neuromuscular.

Planejamento das intervenções utilizando treinamento sensório-motor

Todo planejamento das intervenções utilizando o treinamento sensório-motor deve ser precedido de uma avaliação cinético-funcional do indivíduo, uma vez que as alterações cinético-funcionais são pontuadas na avaliação.

Ao prescrever o treinamento sensório-motor, o fisioterapeuta deve ter bem claro quais são as estruturas sensitivas e motoras envolvidas nas alterações ou déficits identificados na avaliação. A partir daí, poderá planejar suas intervenções utilizado o treinamento sensório-motor, com exercícios de aprendizagem e "reaprendizagem" motora, de forma isolada ou em circuitos de treinamento sensório-motor.

> **Fique atento**
>
> A utilização de equipamentos e aparelhos no treinamento sensório-motor o torna mais eficaz e eficiente.

Você pode planejar intervenções utilizando o treinamento sensório-motor nas áreas da fisioterapia dermato-funcional; fisioterapia esportiva; fisioterapia do trabalho; fisioterapia neurofuncional; fisioterapia em oncologia; fisioterapia respiratória; fisioterapia traumato-ortopédica; fisioterapia em saúde da mulher; fisioterapia aquática; fisioterapia em terapia intensiva; fisioterapia em gerontologia, fisioterapia cardiovascular. Em qualquer uma dessas áreas, as afecções dos indivíduos apresentarão alterações que incidirão nos complexos sensitivos e motores, necessitando que você tenha em seu rol terapêutico o treinamento sensório-motor para poder prescrever.

Veja algumas perguntas que você deve se fazer na hora de planejar um treinamento sensório-motor:

1. Utilizarei o treinamento sensório-motor para prevenção ou recuperação?
2. Quais são as limitações e potencialidades do indivíduo?
3. Como será a progressão e o grau de dificuldade empregos nos estímulos e nos exercícios planejados? Farei por fases ou estações?
4. Que sobrecarga devo colocar ao exercício? Apenas a da ação da gravidade, ou devo utilizar equipamentos e aparelhos?
5. Que tipo de intensidade de estímulos vou proporcionar, ou seja, que grau de perturbação devo proporcionar ao indivíduo?
6. Qual a duração do treinamento sensório-motor? Breve duração, média duração, longa duração? E qual a duração de cada sessão?
7. Qual o complexo neuromuscular que inicialmente devo abordar para que a progressão do treinamento seja efetiva?

Link

Nos links a seguir, você pode ver dois exemplos de treinamento sensório-motor.

https://goo.gl/Ep2mFX
https://goo.gl/GBk4zJ

Referências

BACHA, J. M. R. et al. Impacto do treinamento sensório-motor com plataforma vibratória no equilíbrio e na mobilidade funcional de um indivíduo idoso com sequela de acidente vascular encefálico: relato de caso. *Fisioterapia e Pesquisa*, v. 23, n. 1, p. 111-116, mar. 2016. Disponível em: <http://www.scielo.br/pdf/fp/v23n1/2316-9117-fp-23-01-00111.pdf>. Acesso em: 11 ago. 2018.

BOTELHOS, D. C.; BONFIM, T. R. Influência da informação sensorial adicional no treinamento sensório-motor. *Fisioterapia e Pesquisa*, v. 19, n. 3, p. 268-274, set. 2012. Disponível em: <http://www.scielo.br/pdf/fp/v19n3/a13v19n3.pdf>. Acesso em: 11 ago. 2018.

BRAGA, M. M. D. et al. Treinamento sensório-motor com Nintendo Wii® e disco proprioceptivo: efeitos sobre o equilíbrio de mulheres jovens saudáveis. *Revista Brasileira de Ciência e Movimento*, v. 20, n. 3, p. 37-45, 2012.

CARVALHO, A. R. Utilização do treinamento neuromuscular e proprioceptivo para prevenção das lesões desportivas. *Arquivos de Ciências da Saúde da UNIPAR*, v. 14, n. 3, p. 269-276, set./dez. 2010.

DUTTON, M. *Fisioterapia ortopédica*: exame, avaliação e intervenção. Porto Alegre: Artmed, 2010.

LIMA, L. H. de. M. et al. Reabilitação do equilíbrio postural com o uso de jogos de realidade virtual. *Revista Científica da Faculdade de Educação e Meio Ambiente*, v. 8, n. 1, p. 161-174, jul. 2017. Disponível em: <http://www.faema.edu.br/revistas/index.php/Revista-FAEMA/article/view/443>. Acesso em: 11 ago. 2018.

LUNDY-EKMAN, L. *Neurociência:* fundamentos para a reabilitação. 3. ed. Rio de Janeiro: Elsevier, 2008.

PLOWMAN, S. A.; SMITH, D. L. *Fisiologia do exercício*: para saúde, aptidão e desempenho. 2. ed. Rio de Janeiro: Guanabara Koogan, 2010.

RIBEIRO, F.; OLIVEIRA, J. Efeito da fadiga muscular local na propriocepção do joelho. *Fisioterapia em Movimento*, v. 21, n. 2, set. 2017. Disponível em: <https://periodicos.pucpr.br/index.php/fisio/article/view/19095/18439>. Acesso em: 11 ago. 2018.

Leituras recomendadas

ALENCAR, M. A.; ROLLA, A. F.; FONSECA, S. T. Estabilidade articular mecânica e funcional. *Revista Brasileira de Ciência e Movimento*, v. 14, n. 4, p. 111-118, 2006.

DUTTON, M. *Guia de sobrevivência do fisioterapeuta:* manejando condições comuns. Porto Alegre: AMGH, 2012.

EPORACE, G.; METSAVAHT, L.; SPOSITO, M. M. de. M. Importância do treinamento da propriocepção e do controle motor na reabilitação após lesões músculo-esqueléticas. *Acta Fisiátrica*, v. 16, n. 3, p. 126-131, set. 2009. Disponível em: <http://www.revistas.usp.br/actafisiatrica/article/view/103214/101629>. Acesso em: 11 ago. 2018.

LIMA, C. S.; PINTO, R. S. *Cinesiologia e musculação*. Porto Alegre: Artmed, 2011.

PRENTICE, W. E. *Fisioterapia na prática esportiva:* uma abordagem baseada em competências. Porto Alegre: AMGH, 2012.

O método Pilates

Objetivos de aprendizagem

Ao final deste texto, você deve apresentar os seguintes aprendizados:

- Definir o conceito do método Pilates, baseado em Joseph Pilates, e a sua evolução.
- Identificar os objetivos do método e os equipamentos utilizados na reabilitação.
- Planejar intervenções utilizando o método Pilates.

Introdução

O método Pilates, criado por Joseph Pilates, é composto por um conjunto de exercícios que visam a integrar corpo e mente. Os movimentos são semelhantes aos utilizados na ioga, ginástica e dança, associados à expiração durante a contração muscular (potencializando a contratilidade abdominal). Esses movimentos aprimoram a estabilidade, a força, a coordenação e a flexibilidade muscular. A sequência de movimentos pode ser realizada no solo ou em aparelhos especiais. Seu foco não é a repetição dos exercícios, mas alongar e fortalecer a musculatura envolvida.

Neste capítulo, você vai estudar o conceito do método criado por Joseph Pilates, assim como seus objetivos e os equipamentos utilizados para sua execução. Isso o ajudará na tomada de decisão clínica, na escolha das técnicas para reabilitação.

O método Pilates

O método Pilates é uma técnica de exercícios desenvolvida em meados de 1940 pelo alemão Joseph Humbertus Pilates. Quando criança, ele tinha uma saúde debilitada, devido ao raquitismo, à asma, à bronquite e à febre reumática, mas, com a prática de exercícios, melhorou seu condicionamento físico, tendo uma vida saudável.

A base de seu método começou com seu trabalho na reabilitação de pessoas feridas, durante a Primeira Guerra Mundial. Nesse período, Joseph foi exilado, por ser alemão; na prisão, ele começou a incentivar seus parceiros de pavilhão, em especial os feridos, a praticar exercícios. Nesse trabalho, Joseph utilizava as molas das camas hospitalares como resistência.

Surpreendentemente, nenhum dos praticantes dos exercícios de Joseph desenvolveu a gripe que matou milhares de pessoas em 1918, na grande epidemia do vírus influenza, que ficou conhecida como "gripe espanhola". Pelo contrário, por seu excelente condicionamento físico, esse grupo se manteve protegido contra doenças da época.

Na década de 1920, ele migrou para os Estados Unidos e fundou seu primeiro estúdio, frequentado principalmente por bailarinos e atletas, devido a lesões ou distúrbios na postura. Foi nesse período que ele aprimorou seus métodos e desenvolveu o que hoje conhecemos como método Pilates.

Joseph faleceu aos 87 anos, em 1967, devido a complicações em decorrência da inalação de fumaça, ao tentar salvar documentos e equipamentos durante um incêndio em seu estúdio. O trabalho de expansão do método pelo mundo continuou por Clara Pilates, viúva de Joseph, e por seus alunos, que abriram seus próprios estúdios em todo o mundo.

O método Pilates foi trazido ao Brasil por Alice Becker, na década de 1990, que fundou um estúdio próprio em Salvador. Atualmente, o método é praticado em academias, estúdios e clínicas de fisioterapia. O instrutor pode ser um profissional com formação em educação física ou fisioterapia, desde tenha formação específica para o método.

O método é empregado com sucesso no condicionamento físico e na reabilitação de indivíduos com déficits posturais, fraqueza muscular e até mesmo na incontinência urinária. A filosofia desse método baseia-se em tornar seus praticantes mais conscientes do alinhamento corporal, da coordenação motora e da sua respiração. Ele é composto por mais de 500 exercícios, que podem ser realizados em solo ou em aparelhos específicos.

Powerhouse muscles

O principal foco do método Pilates são os *powerhouse muscles* (músculos do centro do corpo). Eles envolvem os músculos do abdômen (anteriores e posteriores), assoalho pélvico, diafragma, extensores e flexores do quadril, que devem permanecer em contração isométrica durante a execução dos exercícios.

O *powerhouse* pode ser visto como uma casa, na qual a frente e o lado da casa são o músculo transverso e o oblíquo interno do abdômen, a parte posterior são os multífidos, a base é constituída pelos músculos do assoalho pélvico e o teto é o diafragma.

Embora a ativação correta do *powerhouse* seja considerada difícil, sua contração apresenta sucesso na diminuição de lombalgias, devido à correção de disfunções do músculo transverso abdominal. Com isso, tem-se uma melhor estabilização lombo-pélvico. Para que esses benefícios sejam atingidos, a ativação do *powerhouse* deve ser realizada com uma leve contração dos músculos abdominais inferiores, associada à ativação em conjunto dos músculos do assoalho pélvico, iniciando pela ativação do músculo transverso do abdômen.

Todos os exercício desenvolvidos por Joseph têm como objetivo principal o fortalecimento do *powerhouse*, encorajando a importância da estimulação proprioceptiva pela melhora do aprendizado motor. Consequentemente, haverá uma melhora na estabilização lombo-pélvica. Uma boa estabilização dessa região é necessária para todos os indivíduos, uma vez que ela tem um papel relevante na prevenção de lesões por repetição dos discos intervertebrais, das facetas articulares e das estruturas adjacentes. Essas contrações podem ser realizadas em diversas posições e aparelhos, que foram criados por Joseph para a prática do método.

Estilos do método Pilates

Existem dois estilos no método Pilates, que são o método tradicional, também chamado de "contrologia", e o moderno ou "pré-Pilates".

No **método tradicional**, os exercícios são realizados conforme proposto por Joseph Pilates. Ele são executados em ritmo dinâmico, gerando maior dificuldade na execução, e são realizados no plano sagital, envolvendo movimentos articulares de flexão e extensão. Mesmo nos exercícios avançados há pouca modificação das posturas, e também não há variação nas séries e repetições. É indicado para esportistas, bailarinos e praticantes com boas condições de saúde e flexibilidade adequada.

No método tradicional, o foco é a retificação da coluna vertebral e a contração abdominal intensa. Contudo, estudos como o de Sapford e Hodges (2001) verificaram que uma contração extrema da musculatura abdominal pode causar pressão excessiva no assoalho pélvico, predispondo ao surgimento de incontinência urinária por esforço.

> **Saiba mais**
>
> Joseph Pilates acreditava que as curvas da coluna vertebral eram patológicas, por isso o método tradicional tem o princípio de retificar a lombar (semelhante à coluna vertebral de um bebê) por meio de sua retroversão.

Para sua correta execução, o método tradicional considera fundamentais os seguintes princípios:

- **Concentração:** a atenção deve estar voltada para o movimento executado, potencializando a eficiência da ativação muscular.
- **Controle e precisão:** os movimentos devem ser controlados pela mente, estimulando o controle corporal, prevenindo o risco de lesão.
- **Centralização:** é feita com a manutenção da contração isométrica do *powerhouse* durante a prática dos exercícios, pois esses músculos são o centro de força que existe no corpo, no qual todos os movimentos se originam.
- **Fluidez do movimento:** ocorre por meio de um padrão de movimentos graciosos, evitando movimentos mecânicos.
- **Respiração:** todos os exercícios são associados à respiração de forma coordenada, por meio da inspiração em repouso e da expiração durante a execução dos movimentos, facilitando a contração abdominal. A respiração lateral e torácica visa a manter a circulação bem oxigenada, auxiliando ainda na estabilização da coluna.

No **método moderno**, os exercícios vão sendo incluídos ao treino gradativamente. Essa fase é chamada de exercícios pré-Pilates, ou seja, uma fase de adaptação. Ela tem o objetivo de melhorar a amplitude de movimento da coluna vertebral, estimular a ativação dos músculos abdominais, aumentar a coordenação do movimentos dos arcos costais e crista ilíaca, enquanto é enfatizada a manutenção da coluna vertebral e pélvica em posição neutra para evitar a sobrecarga muscular.

Nesse estilo, o estímulo tátil é utilizado com o propósito aperfeiçoar a consciência corporal, por meio do relaxamento e da ativação muscular. Para sua correta execução, são considerados dez princípios, que são:

1. Concentração
2. Controle
3. Centralização
4. Precisão
5. Respiração
6. Consciência
7. Alinhamento
8. Coordenação
9. Alongamento
10. Persistência

Existe a possibilidade de se empregar variações facilitadoras ou dificultadoras dos exercícios, para que indivíduos com diferentes condições de saúde consigam executá-los. Isso torna o exercício ideal para prevenção de lesões, condições pós-operatórias, definição corporal, tratamento de desordens neurológicas, dor crônica, problemas ortopédicos, lombalgia e incontinência urinária.

Objetivos e equipamentos do método Pilates

O conjunto de técnicas que envolvem o Pilates visam a melhorar o controle muscular, a flexibilidade, a coordenação e o tônus muscular. Seu foco não é a repetição de exercícios, mas a execução do movimento da forma eficiente e fluida. Os exercícios priorizam o alinhamento postural da coluna vertebral e pélvica, o fortalecimento e o alongamento musculoesquelético da coluna vertebral, além de trazer benefícios à cavidade abdominal e pélvica.

O controle respiratório com a finalidade de direcionar a energia para as áreas estimuladas e aumentar a estabilização pélvica é fundamental. Deve-se inspirar no momento de preparação para o exercício, para que ocorra a expansão da caixa torácica. Com o rebaixamento do diafragma, haverá o aumento da pressão intra-abdominal, resultando em uma maior estabilização da coluna. A expiração deve acontecer durante a execução do método, ocorrendo redução da expansibilidade do tórax e diminuição da pressão intratorácica.

Joseph Pilates acreditava que o fortalecimento dos músculos do centro do corpo potencializa a concentração e o controle do movimento, pois é a partir deles que os músculos das extremidades realizam suas ações. Esse é o principal do foco do método, enfatizando a contração isométrica do *powerhouse* durante a realização de todos os exercícios de Pilates.

Durante a realização dos exercícios, é fundamental estar concentrado no centro de força, nos músculos e segmentos movimentados para realizar o exercício, além de bloquear os pensamentos externos. Desse modo haverá maior ativação das fibras musculares pelo sistema nervosa central, maximizando à eficiência dos exercícios, sendo considerado um centro de potência e energia vital.

Os músculos do *powerhouse*, hoje também conhecidos como *core*, são responsáveis pela estabilização estática e dinâmica do corpo, promovendo um abdômen mais definido, melhora da fisiologia visceral, além de uma postura alinhada.

Os músculos do **assoalho pélvico** são indispensáveis na ativação do *powerhouse*. O fortalecimento dessa musculatura é necessário para prevenir e/ou tratar a incontinência urinária.

Os exercícios realizados em solo são chamados de *mat Pilates*, no qual são usados instrumentos como arco flexível, rolos, faixas elásticas e bolas. Eles proporcionam o fortalecimento e o alongamento da musculatura envolvida sem sobrecarregar o sistema cardiorrespiratório.

O *studio Pilates* ou *apparatus* é o método realizado com os equipamentos, criados por Pilates utilizando molas de camas hospitalares. Os equipamentos são:

- *Reformer*: é semelhante a um carro que corre sobre as rodas em uma plataforma. É formado por duas alças, polias e cabos, que servem para puxar ou empurrar com as mãos ou os pés. As molas proporcionam maior resistência e, em alguns momentos, podem facilitar a execução dos movimentos, simulando situações rotineiras de atividade física com diferentes graus de dificuldade. É usado na reabilitação de rupturas dos músculos isquiotibiais, nas fraturas por estresse e nas afecções da coluna lombar.
- *Cadillac*: sua confecção foi inspirada nas camas hospitalares. O aparelho é equipado com molas, alças e trapézios. Ele é utilizado para o condicionamento geral.
- *Wonder chair*: foi criada a partir de uma cadeira de rodas. É composta por molas, pedais e barras paralelas. É indicada para a reabilitação da articulação dos tornozelos e pés, o fortalecimento da musculatura abdominal e o alongamento da musculatura posterior da coluna vertebral.
- *Ladder barrel*: foi criado a partir de um barril de cerveja, e consiste em uma base deslizante com cinco degraus e uma superfície arredondada como um barril. Utilizado para fortalecimento e flexibilidade corporal.

- **Wall Unit**: semelhante ao *cadillac*, executa a metade dos movimentos realizados no *cadillac,* objetivando o condicionamento global do corpo.

No *studio Pilates*, a resistência muscular oferecida nos exercícios serão resultado da gravidade, no qual considera-se o peso do segmento corporal e do próprio corpo; da força produzida pelo músculo por meio de contrações concêntricas ou excêntricas; e das molas, que geram uma energia potencial elástica, que pode ser de maior ou menor magnitude, dependendo da mola utilizada.

Os exercícios têm variações que podem dificultar sua execução, para praticantes em nível intermediário e avançado, ou facilitá-la, para iniciantes.

O uso frequente de exercícios em cadeia cinética fechada estimula forças descompressivas nas articulações, promovendo a nutrição e reduzindo o risco de impacto articular.

Planejando intervenções com o método Pilates

As intervenções com o método Pilates podem ser ministradas individualmente ou em grupos, desde que sejam direcionadas às necessidades de cada participante, ou de acordo com o nível de dificuldade de cada exercício (pré-pilates, básico, intermediário e avançado). O tempo de uma sessão varia de 60 a 90 minutos, podendo ser realizado duas a três vezes por semana, dependendo dos objetivos do praticante.

Em relação à escolha dos exercícios, o instrutor deve direcionar as condutas conforme as alterações observadas na avaliação, podendo focar na força muscular, flexibilidade, alinhamento postural ou condicionamento físico.

Não existe uma padronização de avaliação, porém é importante avaliar a alterações posturais, flexibilidade, força muscular, coordenação, além da motivação para realizar o método. O instrutor deve unir os objetivos almejados pelo aluno com os da avaliação realizada.

A aula deve desenvolver-se de forma dinâmica, buscando ensinar novos exercícios sempre que possível. A mudança dos aparelhos deve ser realizada com coerência, visando a manter uma sequência de condutas. É importante o estímulo tátil do instrutor, durante a correção das posturas, porém de forma que estimule sua confiança. Outro ponto que merece destaque é o comando verbal, buscando ser eficiente para o praticante entender a execução do movimento; isso, no entanto, não deve atrapalhar sua concentração.

Como trata-se de uma técnica global, deve-se trabalhar todos os segmentos no corpo na mesma aula. Pode-se iniciar a sessão com alongamentos, evoluindo para exercícios dinâmicos. Existe um consenso de que a execução dos exercícios abdominais seja realizada no final da aula, visto que todos os exercícios do Pilates exigem sua contração isométrica, evitando desse modo, o risco de fadiga da musculatura *powerhouse*.

Nos exercícios realizados no nível básico, pode-se dar ênfase ao ensinamento da ativação da musculatura do *powerhouse*, ao seja, o fortalecimento da musculatura abdominal e paravertebral, além do crescimento axial e na mobilização da coluna vertebral.

No segundo mês de prática, dependendo da evolução do aluno, podem ser introduzidos os exercícios intermediários, com posições em extensão de tronco. Na progressão para os exercícios mais avançados, busca-se o aumento da resistência com variações dos exercícios já conhecidos, extensões mais intensas da coluna vertebral e diminuição da base de apoio, por meio da exclusão de membros superiores e/ou inferiores do exercício. Desse modo, o aluno gradativamente irá aumentar sua força muscular, coordenação, equilíbrio, entre outros benefícios.

A seguir, serão descritos exercícios clássicos do método Pilates, conforme seus objetivos.

Exercícios com ênfase na coluna vertebral

Rolling back: down and up (rolando para trás)
Objetivo: mobilizar a coluna vertebral e treinar o controle abdominal. Pode ser realizado em solo ou no *cadillac*.
Instruções:

a) Sentado, com as pernas flexionadas ou estendidas, conforme a progressão do nível de dificuldade.
b) Faça a flexão de tronco, desenrolando vértebra por vértebra com os braços estendidos à frente do corpo, ou segurando a barra de madeira.
c) Retorne à posição inicial.

Spine stretch (alongamento da coluna vertebral)
Objetivo: mobilizar a coluna vertebral e alongar os músculos da cadeia posterior. Pode ser realizado em solo ou no *cadillac*.

Instruções:

a) Sentado, com as pernas estendidas e os pés apoiados nas hastes laterais (se for realizado em equipamento).
b) Faça flexão de tronco, conduzindo a barra para frente.
c) Retorne à posição inicial.

Mermaid (sereia)
Objetivo: alongar a cadeia lateral do tronco. Pode ser realizado no *cadillac*, no *reformer* ou no solo.
Instruções:

a) Sentado de lado, com as pernas apoiadas na lateral ou com as pernas cruzadas. Segure a barra com uma das mãos, mantendo os ombros e cotovelos a 90°.
b) Movimente a barra para baixo, ao mesmo tempo que flexiona lateralmente o tronco.

Spine stretch
Objetivo: mobilizar a coluna vertebral e fortalecer os músculos paravertebrais e transverso abdominal.
Instruções:

a) De joelhos no *cadillac*. Segure a barra torre com as mãos.
b) Mobilizando apenas a coluna vertebral, faça a flexão de tronco, empurrando a barra torre para frente, até retificar a coluna vertebral, mantendo quadril e joelho em flexão de 90°.

Exercícios com ênfase no músculos abdominais e membros inferiores

Tower (torre)
Objetivo: fortalecer os músculos do glúteo (máximo, médio e mínimo), reto abdominal, oblíquo externo e alongamento da cadeia posterior
Instruções:

a) Em decúbito dorsal, flexione o quadril a 90° e apoie o antepé na barra torre.

b) Mantenha os braços ao lado do corpo, sem distribuição de carga para eles.
c) Eleve o quadril empurrando a barra torre para cima.
d) Retorne a posição inicial.

Breathing (ponte)
Objetivo: fortalecer os músculos reto abdominal e glúteo máximo e mobilizar a coluna vertebral.
Instruções:

a) Em decúbito dorsal, deixe o quadril e os joelhos estendidos, com os pés na alça do trapézio.
b) Enquanto segura a barra com as mãos, faça a extensão do quadril e de ombros ao mesmo tempo.
c) Retorne à posição inicial.

Leg series supine: lowers
Objetivo: fortalecer os músculos isquiotibiais e glúteo máximo.
Instruções:

a) Em decúbito dorsal, com as alças nos pés, flexione os quadris a 90°, com os joelhos estendidos.
b) Realize a extensão do quadril até 45°.
c) Retorne à posição inicial.

Leg series supine: bicycle
Objetivo: fortalecer os músculos do quadríceps femoral, isquiotibiais, sartório, grácil, gastrocnêmio e glúteo máximo.
Instruções:

a) Em decúbito dorsal, com as alças nos pés, flexione os quadris e joelhos a 90°.
b) Realize extensão unilateral do joelho, deixando o quadril a 45°.
c) Retorne à posição inicial e estenda o joelho contralateral.

Exercícios com ênfase nos membros superiores

Arms pull up and down
Objetivo: fortalecer os músculos bíceps braquial, braquial, grande dorsal e redondo maior.
Instruções:

a) Sentado com as pernas cruzadas, segure, com as mãos na barra, em supine e flexione os ombros e cotovelos aproximadamente a 90°.
b) Realize a extensão dos ombros, levando a barra em direção ao peito.
c) Retorne à posição inicial.

Arms up and down
Objetivo: fortalecer os extensores do ombro, rotadores internos e depressores da cintura escapular.
Instruções:

a) Em decúbito dorsal, segure as alças com as mãos.
b) Realize uma extensão dos ombros, tencionando a mola e tentando tocar o *cadillac*.
c) Retorne à posição inicial.

Long box: pulling straps
Objetivo: fortalecer os músculos paravertebrais, grande dorsal, redondo maior, deltoide, tríceps braquial e serrátil.
Indicações:

a) Em decúbito ventral sobre a caixa, segure as alças de mão com os braços estendidos à frente.
b) Realize a extensão dos ombros até chegar ao lado do tronco.
c) Retorne à posição inicial.

Referência

SAPSFORD, R. R.; HODGES, P. W. Contraction of the pelvic floor muscles during abdominal maneuvers. *Archives of Physical Medicine and Rehabilitation*, v. 82, n. 8, p. 1081-1088, ago. 2001. Disponível em: <https://www.archives-pmr.org/article/S0003-9993(01)28312-9/fulltext>. Acesso em: 11 ago. 2018.

Leituras recomendadas

ALRICSSON, M.; WERNEB, S. Young elite cross-country skiers and low back pain: a 5 year study. *Physical Therapy in Sport*, v. 7, n. 4, p. 181-184, nov. 2006.

DUTTON, M. *Fisioterapia ortopédica*: exame, avaliação e intervenção. Porto Alegre: Artmed, 2010.

EMERY, K. et al. The effects of a Pilates training program on arm-truk posture and movement. *Clinical Biomechanics*, v. 25, n. 2, p. 124-130, fev. 2010.

FRANCO, Y. R. S. et al. Efficacy of the addition of interferential current to Pilates method in patients with low back pain: a protocol of a randomized trial. *BMC Musculoskeletal Disorders*, v. 15, p. 420, dez. 2014.

LATEY, P. The Pilates method: history and philosophy. *Journal of Bodywork and Movement Therapies*, v. 5, n. 4, p. 275-282, 2001.

LATEY, P. Updating the principles of the Pilates method: part 2. *Journal of Bodywork and Movement Therapies*, v. 6, n. 2, p. 94-101, abr. 2002.

MCNEILL, W. Decision making in pilates. *Journal of Bodywork and Movement Therapies*, v. 15, n. 1, p. 1003-1007, jan. 2011.

MIYAMOTO, C. G.; COSTA, L. O.; CABRAL, C. M. Efficacy of the Pilates method for pain and disability in patients with nonspecific low backpain: a systematic review with meta-analysis. *Brazilian Journal of Physical Therapy*, v. 17, n. 5, p. 517-532, nov./dez. 2013.

MUSCOLINO, J. E.; CIPRIANI, S. Pilates and "powerhouse": I. *Journal of Bodywork and Movement Therapies*, v. 8, n. 1, p. 15-24, jan. 2004.

PRENTICE, W. E. *Fisioterapia na prática esportiva:* uma abordagem baseada em competências. Porto Alegre: AMGH, 2012.

WHITTAKER, J. L. Ultrasound imaging transducer motion during clinical maneuvers: respiration, active straight leg raise test and abdominal drawing in. *Ultrasound in Medicine and Biology*, v. 36, p. 1288-1297, 2010.

Facilitação Neuromuscular Proprioceptiva (FNP)

Objetivos de aprendizagem

Ao final deste texto, você deve apresentar os seguintes aprendizados:

- Definir o conceito do método Facilitação Neuromuscular Proprioceptiva (FNP).
- Identificar os objetivos dos exercícios realizados com a FNP.
- Planejar intervenções práticas utilizando as diagonais da FNP.

Introdução

A Facilitação Neuromuscular Proprioceptiva (FNP) é um método de tratamento desenvolvido por Herman Kabat, Margaret Knott e Dorothy Voss, baseado na filosofia de que todos os seres humanos possuem um potencial inexplorado. Com um enfoque terapêutico positivo, sua abordagem busca facilitar e acelerar as respostas neuromusculares por meio de estímulos exteroceptivos periféricos e proprioceptivos musculares e articulares, com o objetivo de atingir o mais alto nível funcional de cada indivíduo.

Neste capítulo, você vai ver que esse método é formado por técnicas específicas e procedimentos básicos, como os padrões de movimentos em diagonais e as técnicas de fortalecimento, facilitação, alongamento, entre outras. Você vai estudar o conceito criado por Herman Kabat, assim como seus objetivos e o planejamento das intervenções utilizando as diagonais de FNP.

O método Facilitação Neuromuscular Proprioceptiva (FNP)

A Facilitação Neuromuscular Proprioceptiva (FNP) é um conceito de tratamento cuja definição pode ser considerada da seguinte maneira:

- **Facilitação:** tornar fácil.
- **Neuromuscular:** envolve nervos e músculos.
- **Proprioceptiva:** diz respeito a qualquer receptor sensorial que envolva informações relativas ao movimento e ao posicionamento do corpo.

Em outras palavras, o método busca facilitar a ativação do controle motor neural por meio dos receptores sensoriais, que enviam informações relacionadas ao posicionamento dos segmentos corporais.

Esse método foi desenvolvido pelo médico Herman Kabat, em parceria com as fisioterapeutas Margaret Knott e Dorothy Voss, no centro de reabilitação em Vallejo, nos Estados Unidos, no final de 1940. As técnicas de FNP foram desenvolvidas a partir de princípios neurofisiológicos de pesquisas da época, especialmente do trabalho de Charles Sherrington, cujas principais ideias são:

- **Efeito pós-descarga:** diz respeito ao efeito contínuo do estímulo, mesmo após sua interrupção. Esse efeito aumenta de acordo com a sua intensidade e duração.
- **Somação temporal:** a excitação é causada pela sucessão de estímulos de baixa intensidade, em um curto período de tempo.
- **Somação espacial:** estímulos de baixa intensidade, aplicados em diferentes áreas corporais ao mesmo tempo, são reforçados, causando excitação muscular.
- **Irradiação:** trata-se da dispersão e do aumento de força de resposta no momento em que a quantidade dos estímulos e intensidade é aumentada. Pode ocorrer excitação ou inibição.
- **Indução sucessiva:** o aumento da excitação dos músculos agonistas é seguido de contração de seus antagonistas. Está é a base para a técnica de reversão de antagonistas.
- **Inibição recíproca:** a contração dos músculos é acompanhada pela inibição simultânea dos seus antagonistas. É neste fundamento que as técnicas de relaxamento baseiam-se.

A ideia básica do conceito de FNP é melhorar o desempenho do sistema neuromuscular por estimulação de proprioceptores, exteroceptores e outros receptores envolvidos no movimento. A informação sensorial é essencial para um controle motor funcional e coordenado. Ao estimular proprioceptores e exteroceptores, diferentes padrões de movimento são treinados em diferentes posições. Esses padrões são selecionados e utilizados objetivamente para a atividade funcional. As técnicas de FNP permitem que um objetivo possa ser alcançado pela intervenção terapêutica, melhorando funções sensório motoras.

A partir da ideia de que todo ser humano tem um potencial existente não explorado, o conceito de FNP baseia-se no ser humano como um todo, não focando o tratamento em uma deficiência, mas na função motora eficiente. Ressalta-se que o tratamento não depende necessariamente da colaboração consciente do indivíduo. Esta modalidade de reabilitação utiliza o enfoque terapêutico positivo, reforçando as potencialidades de cada indivíduo, buscando alcançar o seu mais alto nível funcional.

As técnicas do FNP foram usadas pela primeira vez por fisioterapeutas para tratar pacientes com diversos tipos de paralisia neuromuscular. Atualmente, é utilizada com ênfase nos procedimentos básicos, no tratamento de pacientes com qualquer diagnóstico, observando-se a presença de uma função neuromuscular alterada. Também é utilizada para melhorar a *performance* física de atletas, indivíduos sedentários saudáveis, pacientes com problemas musculoesqueléticos, principalmente em recuperação neuromuscular. Sua contraindicação refere-se à utilização em indivíduos com queixas de algia, fratura sem consolidação e instabilidade das articulações.

Os procedimentos básicos para a facilitação são:

- **Resistência:** auxilia a contração muscular e o controle motor, contribuindo para o aumento da força muscular e a facilitação da aprendizagem motora. A resistência apropriada refere-se à carga adequada conforme as condições do indivíduo.
- **Irradiação e reforço:** utilizam a propagação da resposta ao estímulo.
- **Contato manual:** aumenta a força e auxilia na execução correta do movimento por meio do toque e da pressão.
- **Posição corporal e biomecânica:** guiam e controlam o movimento, garantindo estabilização articular.
- **Comando verbal:** utilizando comandos precisos, em adequado tom de voz, direciona-se o paciente na realização do exercício.
- **Visão:** por meio do *feedback* visual haverá o aumento do empenho, com o recrutamento de unidades motoras.
- **Tração e aproximação:** o alongamento ou a aproximação dos membros e do tronco facilitam o movimento e a estabilidade.
- **Estiramento:** o alongamento muscular e o reflexo de estiramento facilitam a contração e diminuem a fadiga muscular.
- **Sincronização dos movimentos:** aumenta a força de contratilidade por meio da "sincronização para ênfase".

- **Padrões:** movimentos são realizados em padrões sinérgicos em massa, assim como no movimento funcional normal.

> **Fique atento**
>
> A abordagem funcional da FNP tem como foco a avaliação e o tratamento voltado para otimizar a participação do paciente em atividades de vida diária, laborais e desportivas. Portanto, utiliza a Classificação Internacional de Funcionalidade e Incapacidade (CIF) como guia para avaliação e tratamento. A CIF considera como condição de saúde as funções corporais, seu nível de participação na comunidade e a execução de atividades, tendo como barreiras ou agentes facilitadores os fatores ambientais e pessoais.

Objetivos dos exercícios com FNP

A FNP enfatiza a **abordagem positiva,** iniciando o tratamento com atividades que o indivíduo consegue realizar, sem provocar dor ou fadiga muscular. A **abordagem funcional** busca otimizar o nível de funcionalidade, aumentando sua autonomia. Estimula ainda a **mobilização de reservas**, por meio de um programa de treinamento intensivo. O tratamento deve ser realizado considerando o indivíduo como um todo, incluindo suas dimensões biopsicossociais. Os princípios de **aprendizagem motora e controle motor** pela repetição dos exercícios em diferentes posições e atividades devem ser seguidos.

O objetivo da FNP é promover o movimento funcional. Para isso, utiliza exercícios musculares concêntricos, excêntricos e estáticos, combinados com técnicas de facilitação, inibição, fortalecimento e relaxamento dos grupos musculares, conforme as alterações cinético-funcionais. A partir dessa abordagem, busca aumentar a habilidade do indivíduo de movimentar-se com estabilidade, além de aprimorar a coordenação motora e o sincronismo nos movimentos corporais, atingindo uma função motora eficiente.

Visto que o movimento humano segue padrões de movimento em massa que raramente envolvem movimentos em linha reta, uma vez que todos os músculos são de natureza espiral, Kabat desenvolveu padrões de movimentos funcionais executados em diagonais. Dessa maneira, os padrões de FNP combinam movimentos em três planos:

1. Plano sagital, composto por flexão e extensão.
2. Plano frontal ou coronal, formado por abdução e adução dos membros ou flexão lateral da coluna.
3. Plano transversal, englobando a rotação interna e externa.

Diante disso, o padrão do exercício é iniciar com os grupos musculares na posição alongada, sendo seguidamente contraído, ocorrendo então a movimentação de parte do corpo até atingir uma posição encurtada. Os membros superiores e inferiores têm dois padrões distintos de movimento diagonal para cada parte do corpo, que são chamados de padrões **diagonal 1 (D1)** e **diagonal 2 (D2)**. Esses dois padrões são subdivididos em D1 de flexão, D1 de extensão, D2 de flexão e D2 de extensão.

Portanto, o objetivo para a aplicação de um padrão são: melhora das atividades de forma direta ou por irradiação, mudanças estruturais como alongamento de uma musculatura encurtada e a facilitação de transição das atividades.

Princípios e procedimentos básicos da FNP

O conceito de FNP é composto por procedimentos básicos utilizados para potencializar o controle motor, obtendo-se máxima resposta do paciente. Os princípios e procedimentos básicos são compostos por:

Estímulos exteroceptivos:

1. Estimulação tátil:
- contato manual;
- contato com o ambiente.
2. Estimulação auditiva:
- comando verbal, modulação e ritmo.
3. Estimulação visual:
- referências visuais para o corpo do paciente e ambiente;
- paciente em contato visual com o terapeuta.

Estímulos proprioceptivos:

1. Resistência:
- resistência ideal;
- contrações musculares concêntricas, excêntricas e isométricas.

2. Tração:
- alongamento do tronco ou um segmento corporal;
- facilitação da mobilidade;
- no início da ADM, estimula o reflexo de estiramento.
3. Aproximação:
- compressão do tronco ou uma extremidade;
- rápida, lenta ou mantida.
4. Estiramento:
- nos músculos em alongamento;
- alongamento de curto prazo;
- estiramento rápido (início ADM);
- nos músculos em contração.
5. Reforço:
- potencializado se utilizado em associação com outro procedimento;
- somatório especial;
- somatório temporal.

Procedimentos básicos:

1. Padrões de movimento:
- movimentos tridimensionais;
- nomenclatura da posição final do movimento.
2. Sincronização do movimento:
- sequência de ativação muscular e dos movimentos articulares.
3. Posicionamento do terapeuta e do paciente:
- o terapeuta está posicionado na diagonal do movimento;
- o paciente deve estar com o corpo alinhado.
4. Irradiação
- utilização da irradiação para estimular as contrações musculares em músculos mais fragilizados.

> **Saiba mais**
>
> Tipos de contração muscular:
> - **Concêntrica:** caracterizada pelo encurtamento muscular, devido ao deslizamento dos filamentos de actina e miosina em direção ao centro do fuso muscular.
> - **Excêntrica:** músculo em contração se alonga ativamente, havendo um afastamento dos filamentos de actina e miosina em relação ao fuso muscular.
> - **Isométrica:** o músculo produz força sem movimentação articular, ou seja, não há mudança no comprimento do músculo.
> - **Isocinética:** contração em velocidade constante em todo arco de movimento. Para a sua realização, são necessários equipamentos especiais.

Planejamento de intervenções práticas com as diagonais da FNP

A FNP simplifica os movimentos funcionais dos componentes para diagnóstico e tratamento. A posição corporal do paciente permite avaliações consistentes e desempenha um papel fundamental no tônus postural. Os contatos manuais são usados para isolar os grupos musculares, gerar comandos táteis e influenciar a força de contração. A aplicação da resistência apropriada facilita os padrões motores específicos.

Primeiramente, deve-se orientar o paciente sobre o padrão de FNP que será executado, da posição inicial à posição terminal, usando estímulos visuais e táteis, além de comandos verbais curtos e simples, por exemplo "força", "puxe", "segure".

Para que a abordagem terapêutica da FNP seja eficaz, o fisioterapeuta deve efetuar o contato manual com a pressão apropriada e o posicionamento correto, o que permite a execução de movimentos leves e coordenados.

Há várias técnicas de FNP. A seguir serão apresentadas as principais técnicas, conforme seu objetivo.

Técnicas de alongamento

Visam a aumentar o comprimento da musculatura. Entre elas, destaca-se as que seguem.

Alongar-relaxar

Objetivo: aumentar a amplitude de movimento (ADM) por meio da redução da ativação do músculo antagonista com o tempo, pelo efeito de inibição neural.

Descrição: o paciente será orientado a relaxar o músculo antagonista durante o alongamento passivo. Por exemplo, no alongamento do glúteo médio (que realiza abdução do quadril), o músculo antagonista é o adutor magno, que deverá ser mantido em relaxamento).

Contrair-relaxar

Objetivo: aumentar a ADM passiva, por meio do relaxamento neuromuscular e do alongamento dos elementos do tecido conjuntivo intrínseco do músculo.

Descrição: o terapeuta move a articulação até o final da ADM passiva, então, solicita uma contração concêntrica do agonista, durante 5 a 8 segundos, contra uma resistência manual. Em seguida, o agonista relaxa. O reposicionamento do segmento deve ser realizado no novo limite da ADM passiva. A técnica é repetida até que não exista mais incremento de amplitude.

Manter-relaxar

Objetivo: aumentar a ADM passiva em episódios de dor e quando as contrações do paciente são fortes demais para o terapeuta segurar.

Descrição: o paciente deve mover o segmento corporal até o final da ADM (ou até o ponto em que não haja dor), então, é solicitado a fazer uma contração isométrica resistida (com duração de 5 a 8 segundos) do músculo encurtado (antagonista), com ênfase na rotação. A resistência é aumentada gradativamente. O segmento é posicionado no novo limite de ADM. Repetir os passos.

Técnicas de fortalecimento

São usadas para o desenvolvimento de força, resistência e coordenação muscular. É importante que seja feita a aplicação de resistência ideal, visto que seu objetivo é facilitar e não inibir Deste modo, deve-se aplicar uma carga adequada às condições do indivíduo, permitindo que o movimento ocorra de forma coordenada, sem causar dor ou fadiga, pois a dor funciona como um inibidor da coordenação motora. Deve-se orientar a manutenção do controle respiratório durante a realização dos movimentos, incrementando a capacidade de gerar de contração muscular.

Os reflexos proprioceptivos dos músculos em contração aumentam a resposta dos músculos sinérgicos da mesma articulação e dos sinérgicos associados à articulações próximas. Antagonistas dos músculos facilitados são geralmente inibidos. Se a atividade muscular dos agonistas tornar-se intensa, deverá ser iniciada atividade simultânea dos antagonistas.

Iniciação rítmica

Objetivo: facilitar a iniciativa motora, melhorar a coordenação e a sensação do movimento, além de melhorar o relaxamento geral. É empregada em indivíduos incapazes de iniciar o movimento devido à hipertonia, buscando normalizar o ritmo do movimento.

Descrição: trata-se de um movimento rítmico de um membro ou segmento, por meio do padrão agonista do movimento passivo, progredindo até o movimento resistido. Deve ser aplicada lentamente, evitando-se alongamentos rápidos.

Contração repetida

Objetivo: facilitar a iniciativa motora, aumentar a ADM ativa e a força muscular, prevenir ou reduzir a fadiga e aumentar a consciência ao movimento.

Descrição: o paciente contrai repetidamente usando o agonista, de maneira concêntrica e excêntrica, contra uma resistência máxima, até que ocorra a fadiga nas ADMs mais fracas. A quantidade de resistência é variável conforme a força do grupo muscular.

Reversão lenta ou reversão isotônica

Objetivo: desenvolver a ADM ativa dos agonistas, enquanto desenvolve a sincronização recíproca normal entre os agonistas e antagonistas, que ocorre durante os movimentos funcionais.

Descrição: é composta por contração concêntrica do músculo agonista e, posteriormente, por contração concêntrica do antagonista. A contração de aproximação do agonista inicial facilita a contração de tração dos músculos antagonistas.

Reversão lenta-manter

Objetivo: aumento de força em um ponto específico da ADM.

Descrição: realiza-se uma contração concêntrica do agonista, seguida de uma contração isométrica. O comando de manter é dado no final de cada movimento ativo. A inversão da direção do padrão deve ter a mesma sequência de contrações, sem relaxamento, antes de mudar para o padrão antagonista.

Estabilização rítmica

Objetivo: melhorar a estabilidade ao redor das articulações, aumentar a consciência da posição neuromuscular, incrementar a ADM ativa e passiva, melhorar a postura e o equilíbrio, aumentar a força muscular e diminuir a dor.

Descrição: contrações isométricas do agonista alternadas com contrações isométricas dos antagonistas, para produzir uma cocontração de dois grupos musculares opostos. Deve-se utilizar o comando de "segure" sempre antes da resistência ao movimento em cada direção.

Combinação de isotônicas

Objetivo: aumentar o controle ativo do movimento, a coordenação, a ADM ativa e a força muscular, treinar o controle excêntrico do movimento.

Descrição: o terapeuta resiste ao movimento ativo do paciente (contração concêntrica). No final do movimento, o terapeuta solicita que mantenha a posição (contração de estabilização), posteriormente o terapeuta move lentamente o membro em direção à posição inicial (contração excêntrica).

Técnicas de facilitação

São técnicas que facilitam os padrões de movimento. São executadas a partir da combinação de movimentos espirais-diagonais, visando a estimular os grupos musculares sinérgicos mais fortes a ajudar os mais fracos durante os movimentos funcionais.

Existem dois padrões diagonais para a extremidade inferior e dois padrões diagonais para a extremidade superior e escápula, que são referidos como padrão **diagonal 1 (D1)** e **diagonal 2 (D2)**. Esses padrões são subdivididos em padrões D1 e D2 que se movem em flexão e padrões D1 e D2 que se movem em extensão. Existem ainda padrões para a parte superior e inferior do tronco e coluna cervical.

Os componentes de cada um desses padrões incluem combinações de flexão-extensão, abdução-adução e rotação interna-externa. Os padrões iniciam-se com os grupos musculares em posição alongada, movendo-se para a posição encurtada. O componente de rotação do padrão é a chave para uma resistência efetiva. A aplicação da resistência correta para a rotação irá fortalecer o padrão como um todo, assim como uma resistência excessiva irá inibir os resultados.

Os padrões podem ser combinados de várias maneiras. A ênfase do tratamento está centralizada nos membros superiores ou inferiores, quando as extremidades movem-se independentemente. A ênfase está no tronco, quando os braços estão unidos por uma mão, que segura o outro braço, ou nas pernas, que se tocam e movem-se juntas.

Os padrões podem ser executados de maneira unilateral (um braço ou uma perna) ou bilateral (ambos os braços ou ambas as pernas): simétrica (os membros executam o mesmo padrão): assimétrica (os membros executam padrões opostos): simétrica recíproca (os membros executam a mesma diagonal, mas em direções opostas): assimétrica recíproca (os membros movem-se em diagonais e direções opostas).

Referências

ADLER, S. S.; BECKERS, M. B.; BUCK, M. *PNF*: facilitação neuromuscular proprioceptiva: um guia ilustrado. 2. ed. Barueri, SP: Manole, 2007.

DANTAS, C. M.; SILVA, J. P. *O uso da facilitação neuromuscular proprioceptiva para a otimização do rolamento em uma paciente vítima de traumatismo*. 2013. Disponível em: <https://pt.scribd.com/document/213739375/31-78-1-PB>. Acesso em: 16 ago. 208.

DUTTON, M. *Fisioterapia ortopédica*: exame, avaliação e intervenção. 2. ed. Porto Alegre: Artmed, 2010.

KOFOTOLIS, N. et al. Proprioceptive neuromuscular facilitation training induced alterations in muscle fiber type and cross sectional area. *British Journal of Sports Medicine*, v. 39, n. 3, p. e11, mar. 2005. doi: 10.1136/bjsm.2004.010124.

O'SULLIVAN, S. B.; SCHIMITZ, T. J.; FULK, G. D. *Fisioterapia:* avaliação e tratamento. 6. ed. Barueri, SP: Manole, 2017.

Cadeias musculares — Método G.D.S

Objetivos de aprendizagem

Ao final deste texto, você deve apresentar os seguintes aprendizados:

- Reconhecer as diferentes cadeias musculares propostas por Godelieve Denys-Struyf.
- Classificar as características de cada tipologia.
- Identificar patologias mais comuns associadas a cada tipologia.

Introdução

No método Godelieve Denys-Struyf (GDS), o corpo inicia sua expressão e organização a partir de seis formas de equilíbrio natural em pé. Essas seis formas são as cadeias musculares e articulares propostas por GDS e estão divididas conforme seu posicionamento. O equilíbrio dessas cadeias permite uma postura e um gestual fluido; já seu desequilíbrio contribui para a instalação de alterações cinético-funcionais.

Neste capítulo, você estudará as cadeias musculares e articulares propostas pelo método GDS e aprenderá como classificar a tipologia de cada cadeia. Também verá como identificar as alterações cinético-funcionais mais comuns associadas a cada tipologia.

As cadeias musculares e articulares do método GDS

O método GDS foi criado e desenvolvido pela fisioterapeuta e osteopata belga-congolesa Godelieve Denys-Struyf, durante os anos 1960-1970. No contexto do método GDS, o corpo inicia sua expressão e organização a partir de seis formas de equilíbrio natural em pé. Essas seis formas são as cadeias musculares e articulares propostas por Godelieve Denys-Struyf, e estão divididas conforme seu posicionamento, como você pode ver na Figura 1 (CAMPIGNION, 2003; DENYS-STRUYF, 1995).

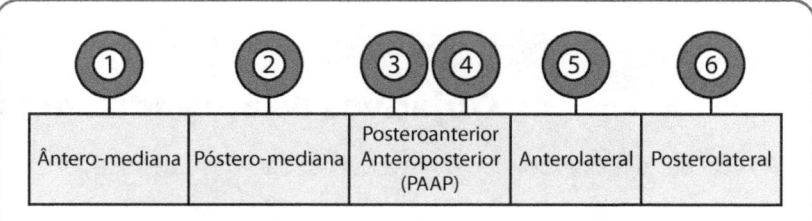

1	2	3	4	5	6
Ântero-mediana	Póstero-mediana	Posteroanterior	Anteroposterior (PAAP)	Anterolateral	Posterolateral

Figura 1. Demonstração das seis cadeias musculares e articulares propostas no método GDS.
Fonte: Denys-Struyf (1995).

Para o método GDS, as cadeias musculares e articulares constituem uma forma de unidade motora do corpo, por serem organizadas em articulações interdependentes em relação ao movimento e revestidas por músculos (CAMPIGNION, 2003). Cada cadeia apresenta sua nomenclatura em consonância com a ação dos músculos que a constituem, aspectos psicocorporais e aspecto gestual (DENYS-STRUYF, 1995; VIEIRA, 1998).

Quadro 1. Relação da cadeia proposta por GDS e os músculos principais envolvidos nesta cadeia

Cadeia muscular e articular	Músculos principais
AM	■ Períneo ■ Grande reto do abdome ■ Grande peitoral, em sua porção inferior e média ■ Triangular do esterno e intercostais médios ■ Subclavicular e escaleno anterior ■ Porção esternal do esternocleidomastoideo ■ Músculos hioidianos anteriores do pescoço ■ Músculos da estrutura bucal

(Continua)

(Continuação)

Quadro 1. Relação da cadeia proposta por GDS e os músculos principais envolvidos nesta cadeia

Cadeia muscular e articular	Músculos principais
PM	■ Longo dorsal ■ Iliocostal ou sacrolombar ■ Epiespinhoso ■ Músculos da nuca
PAAP	**O grupo dos sentinelas do eixo vertical** ■ Transversários espinhosos ■ Intertransversários ■ Interespinhosos ■ Pequenos músculos do occipital-atlas e do axis ■ Pré-vertebrais ■ Longo do pescoço ■ Grande reto anterior ■ Pequeno reto anterior
	O grupo dos músculos respiradores e pressores ■ Supracostais ■ Intercostais externos ■ Diafragma ■ Transverso do abdômen ■ Intercostais internos: PAAP-AL ■ Intercostais médios: PAAP-AL-AM
	O grupo de músculos ajustadores e reguladores dos centros de gravidade ■ Esplênios ■ Quadrado lombar ■ Escalenos médios e posteriores ■ Psoas

(Continua)

(Continuação)

Quadro 1. Relação da cadeia proposta por GDS e os músculos principais envolvidos nesta cadeia

Cadeia muscular e articular	Músculos principais
AL	**O grupo dos músculos de transição (pertencem à urna tríade AP-PL-AL)** PL — inspiração forçada Estabilizadores da escápula: ■ angular; ■ romboide; ■ trapézio médio. Inspiradores: ■ grande dentado; ■ pequeno dentado posterior-superior. AL: expiração forçada ■ pequeno dentado posterior-inferior; ■ intercostais internos reunindo-se aos intercostais médios da cadeia AM.
	Cadeia dos membros inferiores ■ Fibras anteriores do deltoide glúteo ou pequeno glúteo e, parcialmente, glúteo médio ■ Tensor da fáscia-lata e sua aponeurose ■ Tibial anterior ■ Tibial posterior Músculos profundos do arco plantar: ■ interósseos plantares; ■ lumbricais; ■ abdutor transverso.
	Cadeia dos membros superiores ■ Porção clavicular do esternocleidomastoideo ■ Porção clavicular do grande peitoral ■ Deltoide anterior (AM e AL) ■ Grande redondo ■ Grande dorsal, porção ilíaca ■ Subescapular ■ Longa porção do bíceps ■ Supinador curto-feixe superficial (AL e PAAP) ■ Supinador longo ■ Músculos radiais ■ Expansão aponeurótica do bíceps, pequenos e grandes palmares

(Continua)

(Continuação)

Quadro 1. Relação da cadeia proposta por GDS e os músculos principais envolvidos nesta cadeia

Cadeia muscular e articular	Músculos principais
AL	**Reforça o processo respiratório** ■ Pequeno dentado póstero-inferior ■ Porção costal do grande dorsal ■ Músculo pequeno oblíquo ■ Intercostais internos (PAAP — AL)
PL	**Cadeia dos membros inferiores** ■ Músculo glúteo médio ■ Isquiotibiais extemos, isto é, porção longa e curta do bíceps ■ Femural ■ Vasto externo do quadríceps ■ Três músculos peroneiros ■ Gêmeo externo do tríceps sural ■ Plantar grácil ■ Feixe oblíquo do abdutor do primeiro artelho
	Cadeia dos membros superiores ■ Trapézio superior e médio ■ Músculo supraespinhoso ■ Deltoide médio ■ Vasto externo do tríceps braquial ■ Anconeu ■ Ulnar posterior e ulnar anterior-abdutor do quinto dedo

Fonte: Adaptado de Denys-Struyf (1995).

Características das cadeias musculares e articulares do método GDS

As cadeias propostas pelo método GDS apresentam uma característica física que está relacionada com a cinesiologia, com a biomecânica e com características comportamentais.

Cadeia AM

Nessa cadeia, o corpo está inclinado para trás, ou seja, ele apresenta um desequilíbrio posterior e os músculos anteriores garantem esse desequilíbrio. Na posição em pé, existe o apoio nos calcanhares e a inclinação posterior. Quanto mais o corpo inclinar para trás, mais irá tentar recuperar o equilíbrio com uma leve flexão do joelho e a ativação da musculatura anterior, gerando uma cifose dorsal para compensar esse desequilíbrio. Veja uma ilustração desse posicionamento na Figura 2.

Na cadeia AM, existe uma atividade intensa da musculatura anterior, impedindo que o corpo caia para trás. Em sua característica comportamental, essa cadeia está associada à afetividade (CAMPIGNION, 2003; DENYS--STRUYF, 1995; VIEIRA, 1998).

Cadeia PM

Nessa cadeia, o corpo está inclinado para frente, ou seja, apresenta um desequilíbrio anterior e os músculos posteriores garantem que esse desequilíbrio. Na posição de pé, existe um apoio no antepé. Quanto maior a inclinação anterior, mais apoio haverá na ponta do pé, e então haverá uma ação para tentar equilibrar essa situação com uma flexão de quadril e um arqueamento da coluna vertebral.

Na cadeia PM, a atividade intensa da musculatura posterior impede o corpo de cair para frente — Veja uma ilustração desse posicionamento na Figura 2. Em sua característica comportamental, essa cadeia está associada à ideação (pensar no futuro) e ação (CAMPIGNION, 2003; DENYS-STRUYF, 1995; VIEIRA, 1998).

Cadeia PAAP

Essa cadeia apresenta um trabalho conjunto para ritmar a respiração: a cadeia PA é responsável pela fase inspiratória e a cadeia AP, pela fase expiratória. Em sua atividade, a PAAP busca o equilíbrio das massas e a manutenção do corpo alinhado ao eixo vertical, além do compasso respiratório (veja a Figura 2).

Desequilíbrios entre essas duas cadeias gerarão alterações na coluna cervical (como retificação da lordose cervical) e na coluna lombar (como hiperlordose). Em sua característica comportamental, a cadeia PAAP está associada à motivação, a uma escolha de vida e a um jeito de ser (idealismo) (CAMPIGNION, 2003; DENYS-STRUYF, 1995; VIEIRA, 1998).

Cadeia AL

Nessa cadeia, o equilíbrio se dá em uma base de sustentação estreita, em decorrência do favorecimento da adução e da rotação interna do quadril e ombro. Quando ativa, a AL gera um padrão flexor. Em sua característica comportamental, ela está associada à introversão (CAMPIGNION, 2003; DENYS-STRUYF, 1995; VIEIRA, 1998).

Cadeia PL

Nessa cadeia, o equilíbrio se dá em uma base de sustentação larga, em decorrência do favorecimento da abdução e da rotação externa do quadril e ombro. Quando ativa, a PL gera um padrão extensor. Em sua característica comportamental, ela está associada à extroversão (CAMPIGNION, 2003; DENYS-STRUYF, 1995; VIEIRA, 1998).

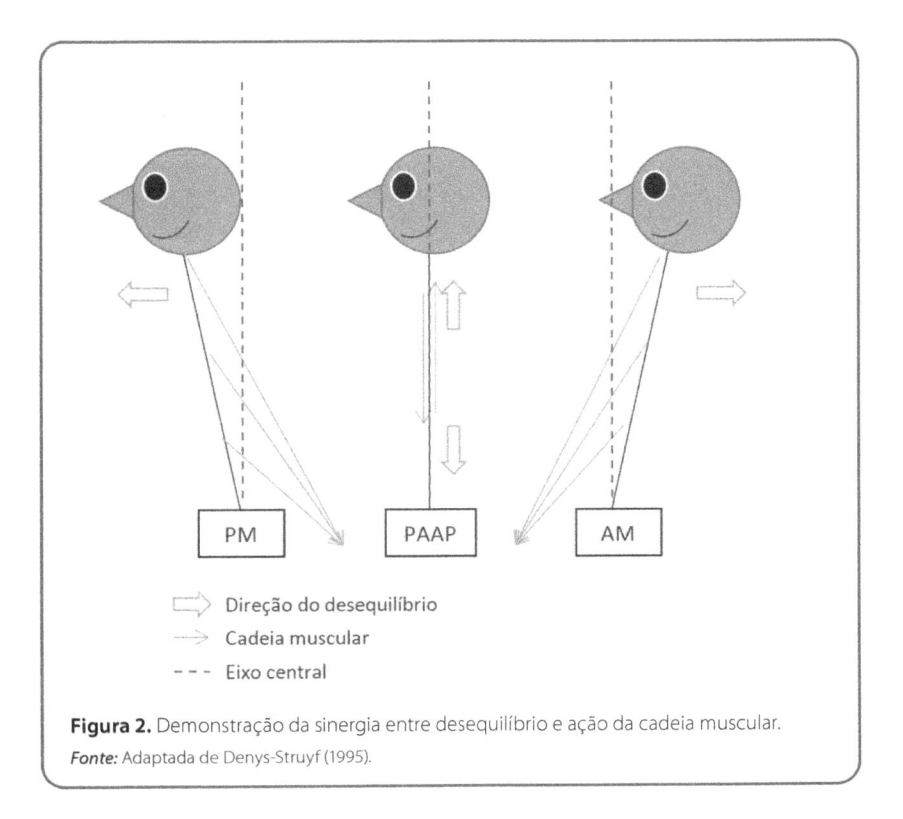

Figura 2. Demonstração da sinergia entre desequilíbrio e ação da cadeia muscular.
Fonte: Adaptada de Denys-Struyf (1995).

> **Fique atento**
>
> Cada território específico do corpo é de responsabilidade de uma cadeia muscular e articular, que tem como princípio manter o equilíbrio morfológico e fisiológico entre as estruturas que a compõem. Isso é conhecido como **feudo** (CAMPIGNION, 2003).

Patologias comuns associadas a cada tipologia

Ao identificar as alterações funcionais mais comuns e as intervenções indicadas em cada tipologia, primeiramente devemos compreender o mecanismo que mantém o equilíbrio da expressão corporal em pé. A partir dessa compreensão, poderemos realizar uma leitura do gestual corporal e elaborar uma intervenção mais assertiva para a gestão dessa postura, com o objetivo de normalizar e/ou equilibrar as tensões (DENYS-STRUYF, 1995; VIEIRA, 1998). Veja no Quadro 2 os mecanismos de equilíbrio da expressão corporal em pé.

Quadro 2. Mecanismos de equilíbrio da expressão corporal em pé

	Cadeia muscular predominante em relação ao eixo central	Tensão muscular aumentada	Plano frontal	Cadeia muscular predominante em relação ao eixo central	Tensão muscular aumentada
Plano sagital	Deslocamento anterior	PM		Corpo estreito (tendência a se fechar)	AL
	Deslocamento posterior	AM		Corpo largo (tendência a se abrir)	PL
	Manutenção do corpo e/ou segmento no eixo central (alinhado verticalmente)	PAAP			

Fonte: Adaptado de Vieira (1998).

AM

Em consonância com os músculos dessa cadeia, a AM, quando apresenta um excesso, desequilibra o corpo ou segmentos para trás (maior pulsão para a trás), aumentando a tensão da musculatura anterior e proporcionando ajustes biomecânicos. Essas alterações de tensão e ajustes favorecem a predisposição a alterações cinético-funcionais.

Como o excesso dessa cadeia desequilibra o corpo para trás, esse aumento da tensão da musculatura anterior predispõe à sobrecarga neuro-músculo-fascial, que favorece alterações cinético-funcionais como contraturas; posições e gestos compensatórios; algias musculares, nervosas e articulares; bem como alterações sensório-motoras (CAMPIGNION, 2003; DENYS-STRUYF, 1995; VIEIRA, 1998).

PM

Em consonância com os músculos dessa cadeia, a PM, quando apresenta um excesso, desequilibra o corpo ou segmentos para frente (maior pulsão para a frente), aumentando a tensão da musculatura posterior e proporcionando ajustes biomecânicos. Essas alterações de tensão e ajustes favorecem a predisposição de alterações cinético-funcionais.

Como o excesso dessa cadeia desequilibra o corpo para frente, esse considerável aumento da tensão muscular posterior predispõe à sobrecarga neuro-músculo-fascial, que favorece alterações cinético-funcionais como contraturas; posições e gestos compensatórios; algias musculares, nervosas e articulares e alterações sensório-motoras (CAMPIGNION, 2003; DENYS-STRUYF, 1995; VIEIRA, 1998).

PAAP

Nessa cadeia, PA e AP mantêm o equilíbrio, e quando há um excesso, percebe-se alguns tipos de alterações em decorrência de uma atividade mais pronunciada de uma ou de outra.

Quando a cadeia PA está mais pronunciada, há alterações cinético-funcionais em nível cervical, como contraturas e perda da curva fisiológica (retificação cervical). Essas alterações, quando instaladas de maneira abrupta ou de maneira mais evidenciada, podem gerar alterações biomecânicas que favoreçam, por exemplo, uma cervicobraquialgia.

Outro exemplo é o de indivíduos com desequilíbrio dessas cadeias que parecem "desmoronados", "achatados". Essa característica não se dá pelo excesso de atividade das cadeias, mas sim pela falta de atividade. Assim, esse individuo assume uma posição e um gestual que pode levá-lo à compressão vertebral. De outro ponto de vista, quando isso acontece, a cadeia AP se torna ativa, para manter o individuo em uma posição mais altiva, o que gera um ciclo entre as cadeias de sobrecarga e desequilíbrio.

Outra alteração que é possível observar no desequilíbrio dessa cadeia é quando ambas estão em constante conflito e competição. A sobrecarga gera um posicionamento e gestual altivo, com hiperlordose lombar, predispondo a uma assincronia do padrão respiratório (CAMPIGNION, 2003; DENYS--STRUYF, 1995; VIEIRA, 1998).

AL

O excesso dessa cadeia comprime o indivíduo de cima para baixo e propicia o enrolamento do corpo (posição de timidez). Essa atitude posicional e gestual pode, por exemplo, favorecer as entorses de tornozelo e as luxações de quadril (CAMPIGNION, 2003; DENYS-STRUYF, 1995; VIEIRA, 1998).

PL

O excesso de atividade dessa cadeia pode gerar uma retroversão pélvica e uma rotação externa de quadril em diferentes graus, o que prejudica a fluidez dos movimentos funcionais como, por exemplo, caminhar (CAMPIGNION, 2003; DENYS-STRUYF, 1995; VIEIRA, 1998).

Conclusão

O método GDS é um método que busca o equilíbrio entre as cadeias para gerar fluidez no movimento e no gestual. Em sua essência, o método suporta a ideia de que uma cadeia depende da outra e de que todas estão interligadas, ou seja, se uma contração é exigida de um lado, o outro lado terá que alongar (ceder), e assim por diante. No método GDS, não apenas se busca fortalecer ou alongar as cadeias musculares e articulares, mas também se busca a harmonia e o equilíbrio entre as cadeias, para que os gestos e posturas sejam fluidos e funcionais.

Sendo assim, devemos estar atentos e realizar a uma boa avaliação postural sob os preceitos fisioterapêuticos, para que possamos identificar excessos de atividade tensional em cadeias, bem como sua falta. Dessa maneira, poderemos enquadrar o paciente em uma tipologia do método GDS e iniciar o tratamento em seu terreno, privilegiando suas características individuais (CAMPIGNION, 2003; DENYS-STRUYF, 1995; VIEIRA, 1998).

As intervenções propostas em um tratamento do método GDS se centram em exercícios isométricos e isotônicos, exercícios de alongamentos, liberação miofascial — por instrumentos ou manual —, fixação de posturas e treinamento sensório motor (BUSQUET-VANDERHEYDEN; BUSQUET, 2010; BUSQUET, 2009; BUSQUET-VANDERHEYDEN, 2009).

Saiba mais

Quando uma cadeia está em carência, não são verificadas nem marcas morfológicas, nem retrações musculares. A presença de marcas e de retrações caracteriza uma cadeia em excesso. A ausência de marcas com a presença de retrações caracteriza uma cadeia reativa.

Referências

BUSQUET, L. *As cadeias fisiológicas*: tratamento do crânio. 2. ed. Barueri, SP: Manole, 2009. v. 5.

BUSQUET-VANDERHEYDEN, M. *As cadeias fisiológicas*: a cadeia visceral: abdome/pelve: descrição e tratamento. 2. ed. Barueri, SP: Manole, 2009. v. 6.

BUSQUET-VANDERHEYDEN, M.; BUSQUET, L. *As cadeias fisiológicas*: a cadeia visceral tórax/garganta/boca: descrição e tratamento. Barueri, SP: Manole, 2010. v. 7.

CAMPIGNION, P. *Aspectos biomecânicos*: cadeias musculares e articulares: método GDS: noções básicas. São Paulo: Summus, 2003.

DENYS-STRUYF, G. *Cadeias musculares e articulares*: o método GDS. São Paulo: Summus, 1995.

VIEIRA, A. O método de cadeias musculares e articulares de GDS: uma abordagem somática. *Movimento*, ano 6, n. 8, p. 41-49, 1998. Disponível em: <http://www.seer.ufrgs.br/Movimento/article/download/2376/1073>. Acesso em: 12 ago. 2018.

Leitura recomendada

ASSOCIAÇÃO DE PRATICANTES DO MÉTODO GDS. 2018. Disponível em: <http://apgds.com.br/>. Acesso em: 12 ago. 2018.

Cadeias musculares — RPG

Objetivos de aprendizagem

Ao final deste texto, você deve apresentar os seguintes aprendizados:

- Identificar as diferentes cadeias musculares propostas pelo método RPG.
- Listar os principais músculos de cada cadeia.
- Nomear as principais posturas propostas pelo método RPG.

Introdução

Neste capitulo, você vai estudar o método conhecido como Reeducação Postural Global (RPG). Além de propiciar a reabilitação física, esse método também apresenta um caráter preventivo, pois suas intervenções trazem harmonia ao corpo, equilibrando as tensões entre as cadeias musculares. O método RPG foca sua intervenção nas oito cadeias musculares propostas, por meio de posturas pré-estabelecidas, proporcionando individualidade, causalidade e globalidade ao indivíduo. Ele sempre leva em consideração o indivíduo como todo e as causas de suas afecções cinético-funcionais.

As cadeias musculares do método RPG

O método **Reeducação Postural Global (RPG)** centra-se no alongamento de **músculos antigravitários**, que estão dispostos em **cadeias musculares** (TEODORI et al., 2011). Para Philippe-Emmanuel Souchard, mentor do método RPG, os músculos se dividem em duas grandes cadeias musculares mestres e seis cadeias musculares estáticas.

Essas oito cadeias musculares são compostas por músculos geralmente poliarticulares encadeados uns aos outros e classificados em razão de sua função e finalidade. Veja a seguir quais são as cadeias musculares do método RPG e os músculos que as compõem.

Grande cadeia mestre posterior: músculos do dorso (região posterior do tórax, região posterior do pescoço, paravertebrais, triângulo suboccipital); glúteo máximo; pelvitrocanterianos; flexores plantares; tríceps sural; isquitibial; tibial posterior; poplíteo.

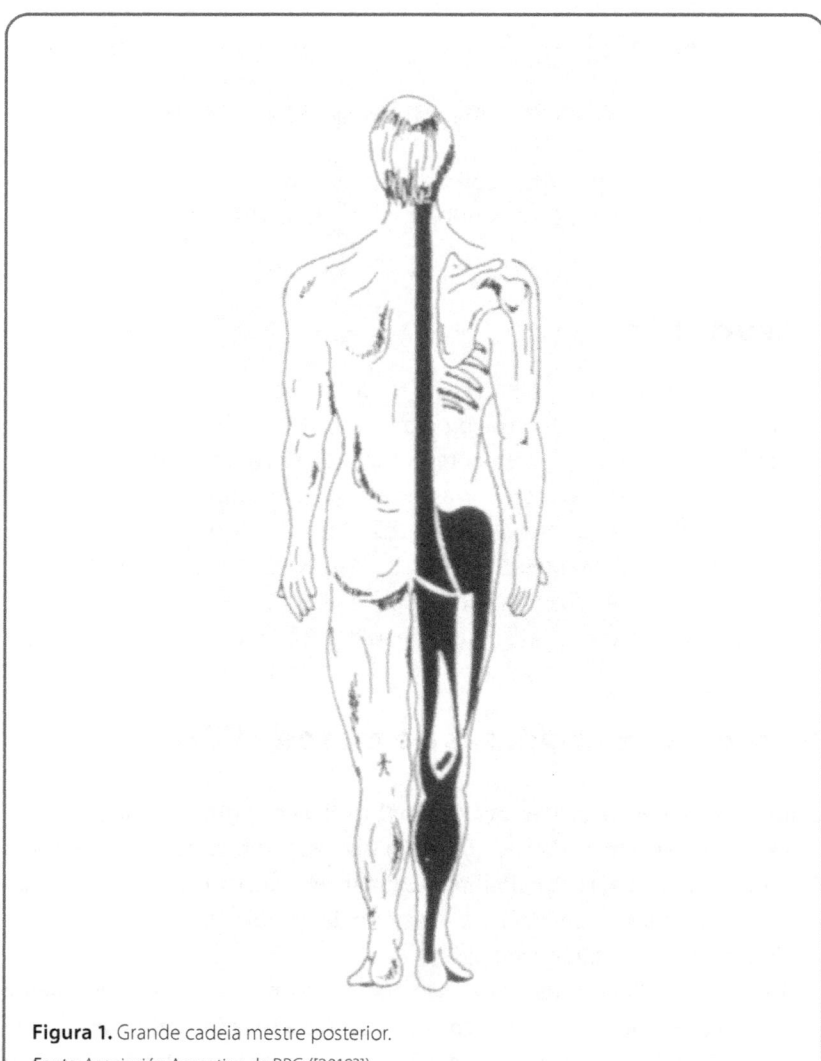

Figura 1. Grande cadeia mestre posterior.
Fonte: Asociación Argentina de RPG ([2018?]).

Grande cadeia mestre anterior: esternocleidomastoideo; escalenos; longo do pescoço; diafragma; iliopsoas; fáscia ilíaca; tibial anterior; adutores (região posteromedial do quadril — grácil, pectíneo, adutor longo, adutor curto, adutor magno).

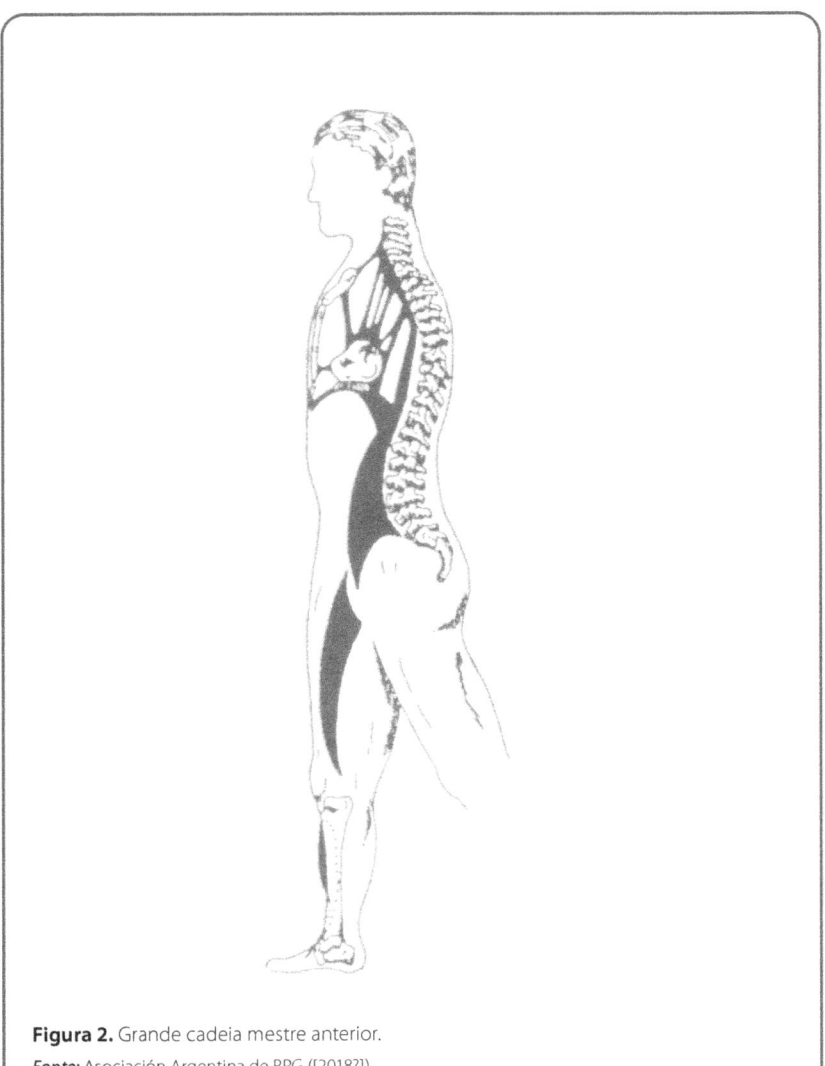

Figura 2. Grande cadeia mestre anterior.
Fonte: Asociación Argentina de RPG ([2018?]).

Cadeia inspiratória: escalenos; esternocleidomastoideo; músculos do dorso; intercostais; peitoral menor; diafragma tendão central do diafragma.

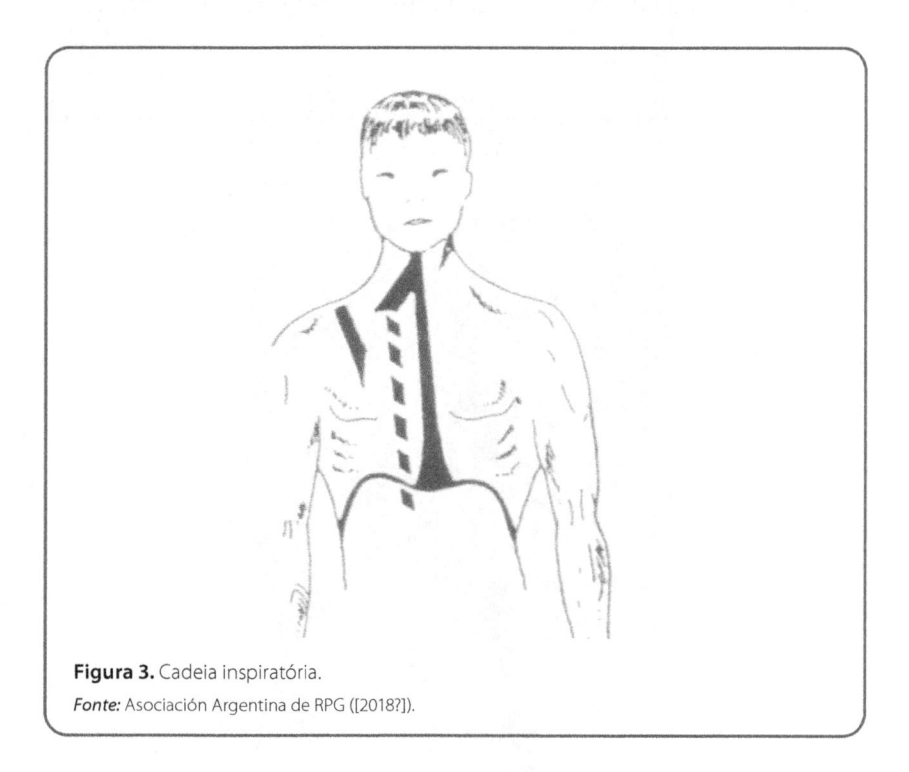

Figura 3. Cadeia inspiratória.
Fonte: Asociación Argentina de RPG ([2018?]).

Cadeia anterior do braço: bíceps; coracobraquial; bíceps braquial; bíceps anterior; flexores dos dedos (pronador redondo, flexor radial do carpo, palmar longo, flexor ulnar do carpo, flexor, superficial dos dedos, flexor profundo dos dedos, flexor longo do polegar, pronador quadrado); supinador; músculos da região tenar (abdutor curto do polegar, flexor curto do polegar, oponente do polegar, adutor do polegar) e hipotenar (palmar curto, abdutor do mínimo, flexor curto do mínimo, oponente do mínimo).

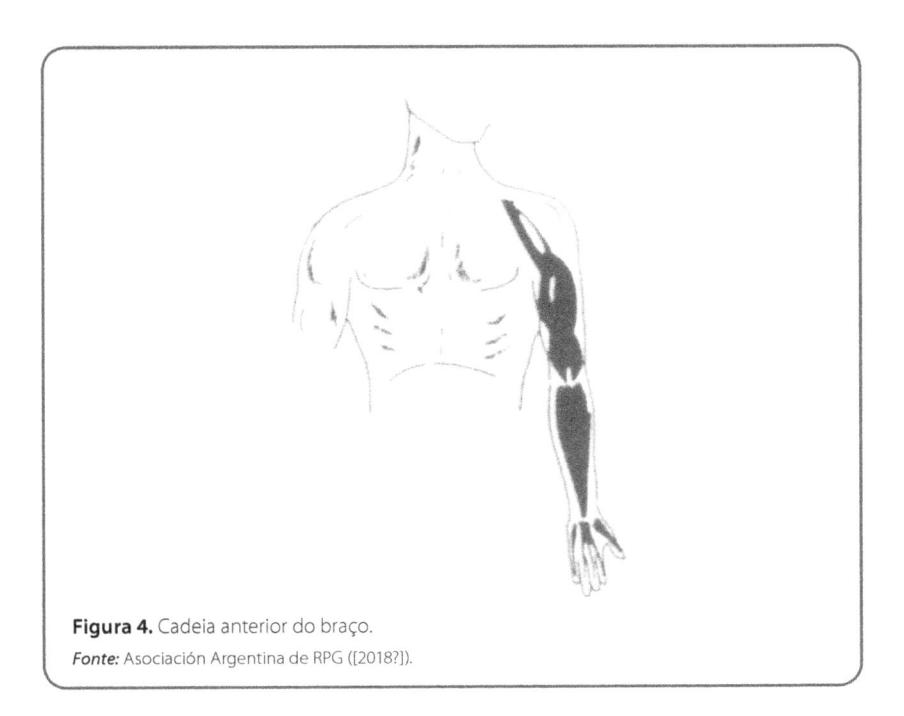

Figura 4. Cadeia anterior do braço.
Fonte: Asociación Argentina de RPG ([2018?]).

Cadeia anterointerna do ombro: coracobraquial; subescapular; fibras claviculares do peitoral maior.

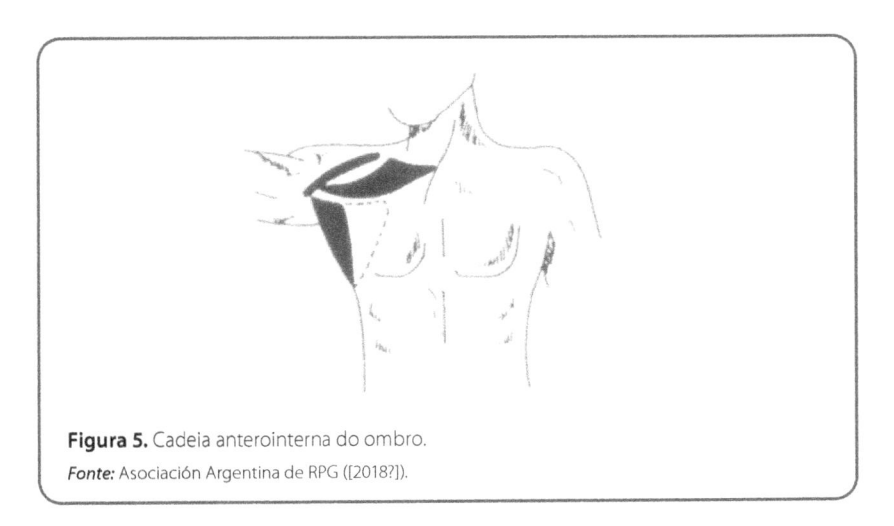

Figura 5. Cadeia anterointerna do ombro.
Fonte: Asociación Argentina de RPG ([2018?]).

Cadeia superior do ombro: levantador da escápula; trapézio superior; deltoide (porção acromial da sua inserção proximal); peitoral menor.

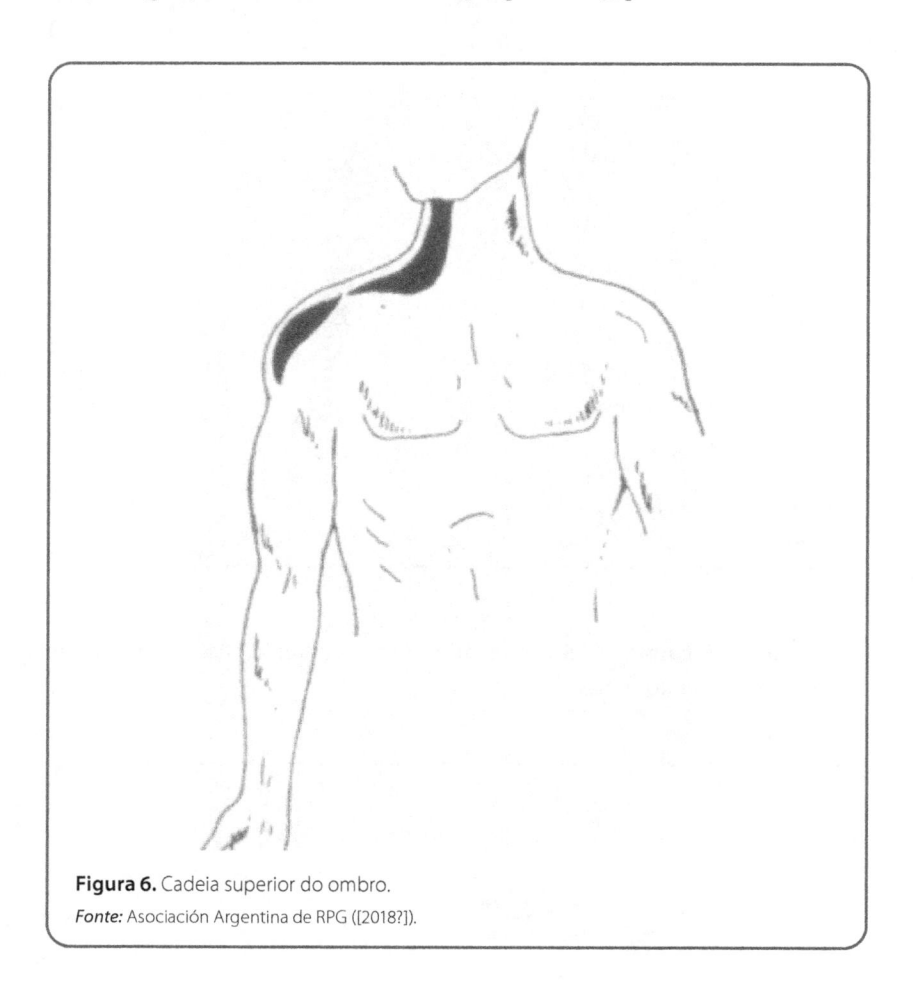

Figura 6. Cadeia superior do ombro.
Fonte: Asociación Argentina de RPG ([2018?]).

Cadeia anterointerna do quadril: iliopsoas; adutores (região posteromedial do quadril — grácil, pectíneo, adutor longo, adutor curto, adutor magno).

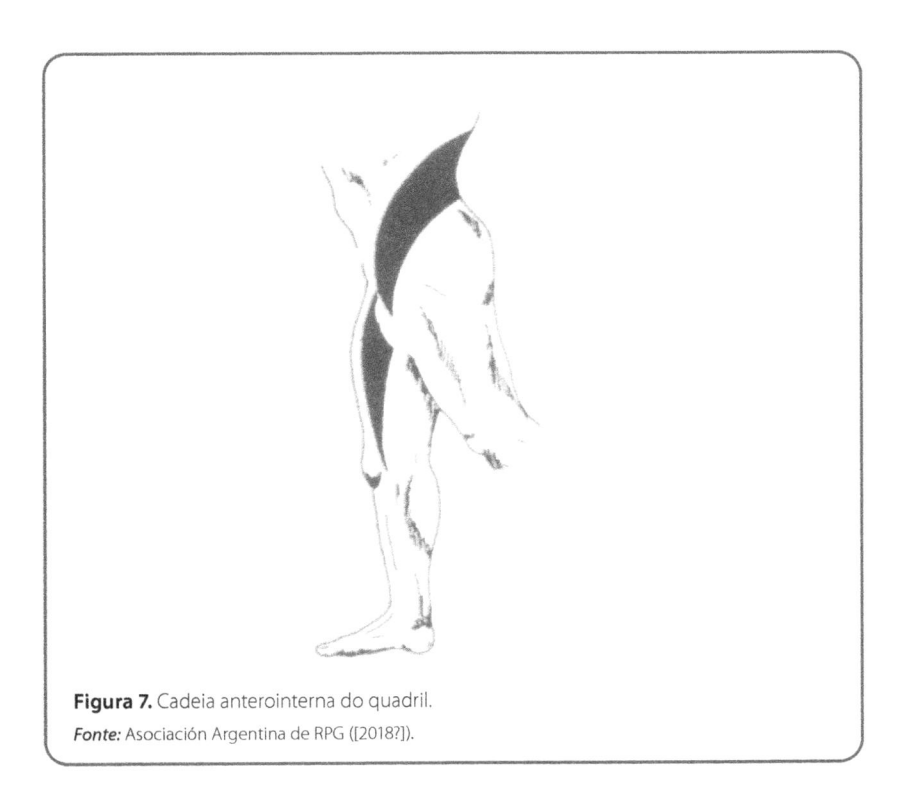

Figura 7. Cadeia anterointerna do quadril.
Fonte: Asociación Argentina de RPG ([2018?]).

Cadeia lateral do quadril: glúteo máximo; piriforme; tensor da fáscia lata; músculos fibular longo e fibular curto.

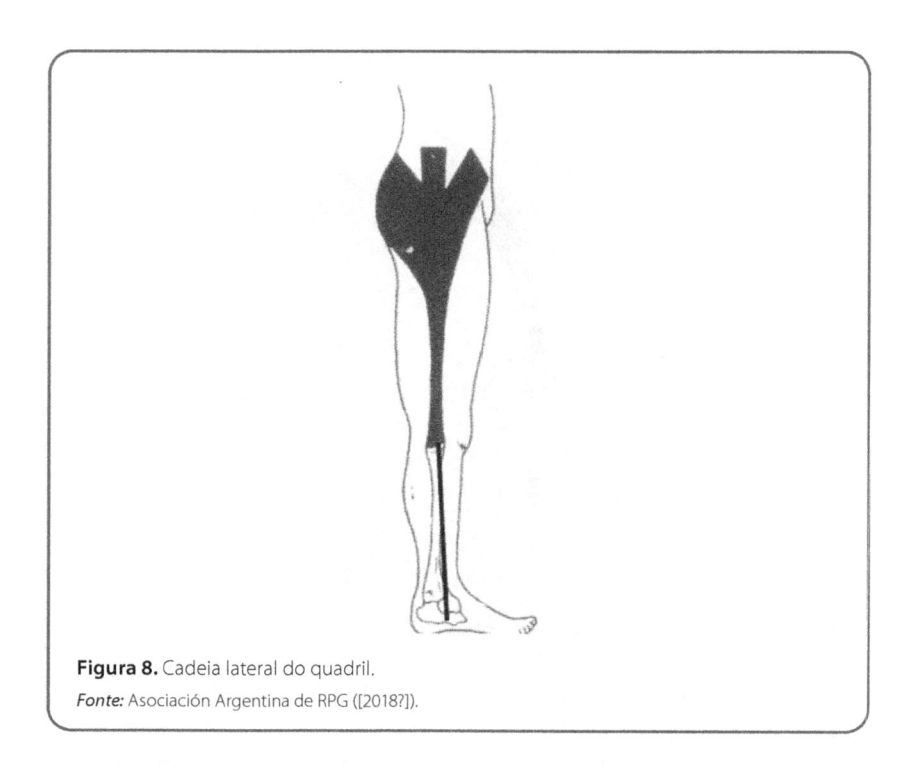

Figura 8. Cadeia lateral do quadril.
Fonte: Asociación Argentina de RPG ([2018?]).

As posturas de RPG

Antes de conhecermos as posturas do método RPG, devemos entender a biomecânica do posicionamento e sua relação com as cadeias musculares.

Em razão das distintas localizações das cadeias musculares, não é possível alongar todas as cadeias ao mesmo tempo. Por exemplo, para alongar um encurtamento muscular da cadeia anterointerna do quadril, precisamos posicionar o paciente de modo a promover a abertura do ângulo coxofemoral. A única exceção é a cadeia inspiratória, já que, em qualquer posição, a pessoa pode realizar exercícios de expiração com foco no alongamento da cadeia muscular inspiratória (SOUCHARD, 1994).

O método RPG define quatro grupos de posturas, que atendem as mais diversas combinações e alterações musculares, como as retrações e contraturas apresentadas nas diferentes cadeias musculares. Veja no Quadro 1 a relação da biomecânica do posicionamento com as cadeias musculares.

Quadro 1. Relação da biomecânica do posicionamento com as cadeias musculares

Posições	Cadeias musculares atendidas (alongadas)
Abertura do ângulo coxofemoral com os braços aduzidos	Cadeia inspiratória Cadeia anterior do braço Cadeia superior do ombro Cadeia anterointerna do ombro Cadeia anterointerna do quadril Grande cadeia mestre anterior
Abertura do ângulo coxofemoral com os braços abduzidos	Cadeia inspiratória Cadeia anterior do braço Cadeia anterointerna do ombro Cadeia anterointerna do quadril Grande cadeia mestre anterior
Fechamento do ângulo coxofemoral com os braços aduzidos	Cadeia inspiratória Cadeia anterior do braço Cadeia superior do ombro Cadeia anterointerna do ombro Cadeia lateral do quadril Grande cadeia mestre posterior
Fechamento do ângulo coxofemoral com os braços abduzidos	Cadeia inspiratória Cadeia anterior do braço Cadeia anterointerna do ombro Cadeia lateral do quadril Grande cadeia mestre posterior

Fonte: SOUCHARD (2010); SOUCHARD (1994). Adaptado de Souchard (2010) e Souchard (1994).

Vejamos na Figura 9 as posturas mais habituais do método RPG.

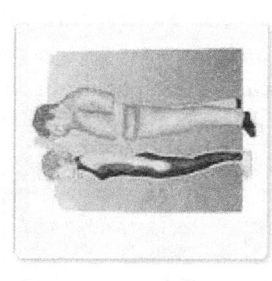

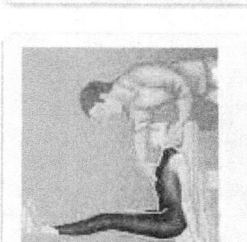

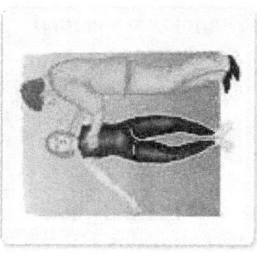

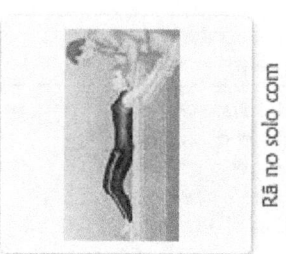

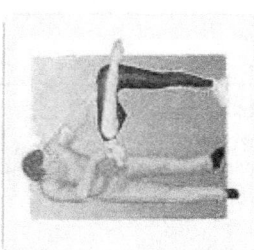

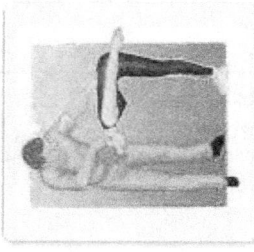

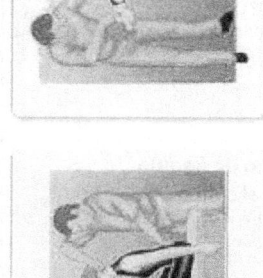

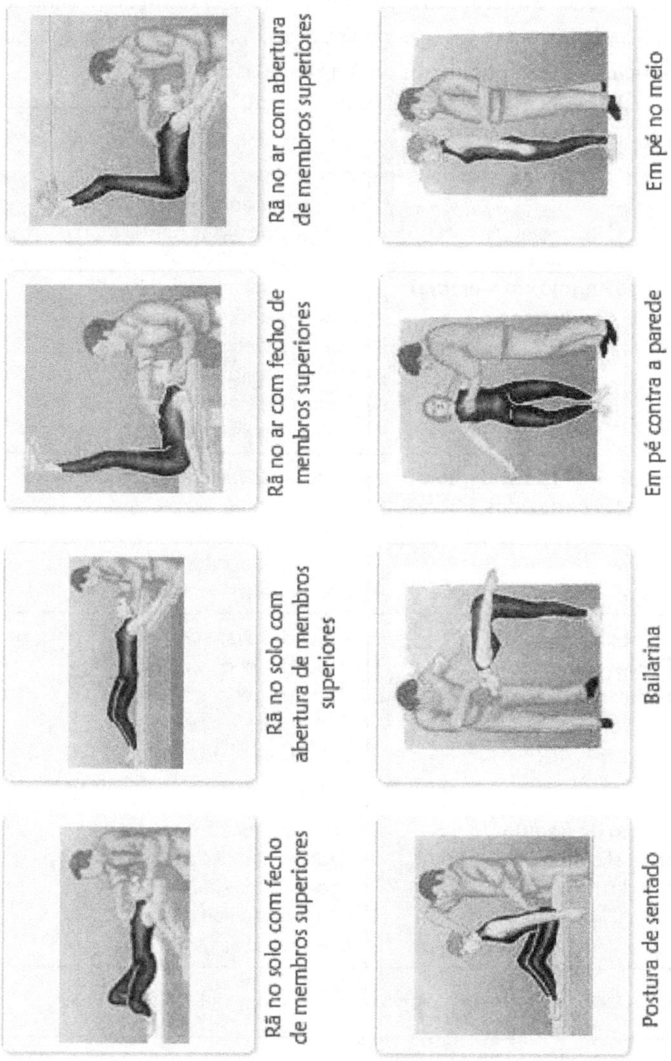

Figura 9. As posturas mais comuns utilizadas pelo método RPG.

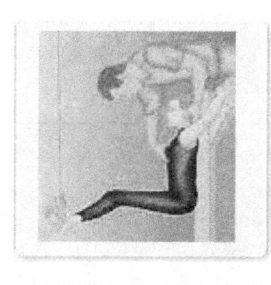

- Rã no ar com abertura de membros superiores
- Rã no ar com fecho de membros superiores
- Rã no solo com abertura de membros superiores
- Rã no solo com fecho de membros superiores
- Em pé no meio
- Em pé contra a parede
- Bailarina
- Postura de sentado

Fonte: Scaranzi (2017).

Agora, veja no Quadro 2 a relação das posições com cada postura.

Quadro 2. Correlação das posições com as posturas do RPG

Posições	Posturas do RPG
Abertura do ângulo coxofemoral com os braços aduzidos	Postura de rã no solo com os braços unidos ao corpo Postura de pé contra a parede Postura de pé sem apoio da parede
Abertura do ângulo coxofemoral com os braços abduzidos	Postura de rã no solo com os braços afastados do corpo
Fechamento do ângulo coxofemoral com os braços aduzidos	Postura de rã no ar com os braços unidos ao corpo Postura sentada Postura de pé com inclinação para frente (bailarina)
Fechamento do ângulo coxofemoral com os braços abduzidos	Postura de rã no ar com os braços afastados ao corpo

Fonte: SOUCHARD (2010); SOUCHARD (1994). Adaptado de Souchard (2010) e Souchard (1994).

Quando colocamos o paciente em uma determinada postura, essa postura permite aceder e dar mais atenção a determinadas regiões ou até mesmo trabalhar algumas situações específicas, como o equilíbrio e o esquema corporal (SOUCHARD , 2010). Veja no Quadro 3 alguns exemplos.

Quadro 3. Posturas e procedimentos

■ Postura de rã no solo com os braços unidos ao corpo ■ Postura de rã no solo com os braços afastados do corpo ■ Postura de rã no ar com os braços unidos ao corpo ■ Postura de rã no ar com os braços unidos ao corpo	Permite ao fisioterapeuta aceder e focar sua conduta nas regiões da nuca e do tórax; na respiração; nos ombros; nos cotovelos; nas mãos; no quadril, nos joelhos e nos pés.
■ Postura sentada ■ Postura de pé com inclinação para frente (bailarina)	Permite ao fisioterapeuta aceder e focar sua conduta nas regiões da coluna, do quadril e dos joelhos, e ainda atuar no esquema corporal.
■ Postura de pé sem apoio da parede	Permite ao fisioterapeuta aceder e focar sua conduta nas regiões da coluna, do quadril e dos joelhos, e ainda atuar no esquema corporal e equilíbrio.
■ Postura de pé contra a parede	Permite ao fisioterapeuta aceder e focar sua conduta na região do tórax; na respiração; nos ombros; no quadril, nos joelhos e nos pés.

Fonte: SOUCHARD (2010). Adaptado de Souchard (2010).

Link

No link a seguir, você pode acessar um interessante artigo (em inglês) e conhecer um pouco mais do método RPG, bem como alguns procedimentos realizados e seus principais resultados.

https://goo.gl/keDc6c

Referências

ASOCIACIÓN ARGENTINA DE RPG. ¿Qué es la RPG?. [2018?]. Disponível em: <https://rpg.org.ar/rpg/>. Acesso em: 22 ago. 2018.

SCARANZI, F. *RPG*: os benefícios da técnica e posições para alinhar a coluna. 2017. Disponível em: <http://fabianascaranzi.com.br/rpg-os-beneficios-da-tecnica-e-posicoes--para-alinhar-a-coluna/>. Acesso em: 22 ago. 2018.

SOUCHARD, P. E. *Reeducación postural global*: método del campo cerrado: enfoque somato-psíquico. 2. ed. Bilbao, ES: Instituto de Terapias Globales, 1994.

SOUCHARD, P. E. *RPG*: principios de la reeducación postural global. Badalona, ES: Ed. Paidotribo, 2010.

TEODORI, R. M. et al. Reeducação Postural Global: uma revisão da literatura. *Revista Brasileira de Fisioterapia*, v. 15, n. 3, p. 185-189, jun. 2011. Disponível em: <http://www.scielo.br/pdf/rbfis/v15n3/03.pdf>. Acesso em: 22 ago. 2018.

Leituras recomendadas

GIL, V. F. B.; OSIS, M. J. D.; FAUNDES, A. Lombalgia durante a gestação: eficácia do tratamento com Reeducação Postural Global (RPG). *Fisioterapia & Pesquisa*, v. 18, n. 2, p. 164-170, jun. 2011. Disponível em: <http://www.scielo.br/pdf/fp/v18n2/11.pdf>. Acesso em: 22 ago. 2018.

GUASTALA, F. A. M. et al. Effect of global postural re-education and isostretching in patients with nonspecific chronic low back pain: a randomized clinical trial. *Fisioterapia & Movimento*, v. 29, n. 3, p. 515-525, set. 2016. Disponível em: <http://www.scielo.br/pdf/fm/v29n3/1980-5918-fm-29-03-00515.pdf>. Acesso em: 22 ago. 2018.

MOREIRA, L. M. et al. Efeitos da reeducação postural global (rpg) sobre a hipercifose torácica: um estudo de caso. *Arquivos de Ciências da Saúde da UNIPAR*, v. 21, n. 2, p. 113-117, maio/ago. 2017. Disponível em: <http://www.revistas.unipar.br/index.php/saude/article/view/6043/3459>. Acesso em: 22 ago. 2018.

MORENO, M. A. et al. Efeito de um programa de alongamento muscular pelo método de Reeducação Postural Global sobre a força muscular respiratória e a mobilidade toracoabdominal de homens jovens sedentários. *Jornal Brasileiro de Pneumologia*, v. 33, n. 6, p. 679-686, dez. 2007. Disponível em: <http://www.scielo.br/pdf/jbpneu/v33n6/v33n6a11.pdf>. Acesso em: 22 ago. 2018.

MOTA, Y. L. et al. Respostas cardiovasculares durante a postura sentada da Reeducação Postural Global (RPG). *Revista Brasileira de Fisioterapia*, v. 12, n. 3, p. 161-168, jun. 2008. Disponível em: <http://www.scielo.br/pdf/rbfis/v12n3/a02v12n3.pdf>. Acesso em: 22 ago. 2018.

PALACÍN, M. La Reeducación Postural Global (RPG) de Philippe Souchard: puntos de ruptura con la Fisioterapia clásica. *Natura Medicatri*: Revista médica para el estudio y difusión de las medicinas alternativas, n. 45, p. 28-33, inverno 1997. Disponível em: <https://dialnet.unirioja.es/servlet/articulo?codigo=4984615>. Acesso em: 22 ago. 2018.

SILVA, F. P. da. et al. Reeducação postural global em um adulto com paralisia cerebral: um estudo de caso. *Fisioterapia & Pesquisa*, v. 22, n. 1, p. 90-96, mar. 2015. Disponível em: <http://www.scielo.br/pdf/fp/v22n1/1809-2950-fp-22-01-00090.pdf>. Acesso em: 22 ago. 2018.

SOARES, P. et al. Efeitos do Programa Escola de Postura e Reeducação Postural Global sobre a amplitude de movimento e níveis de dor em pacientes com lombalgia crônica. *Revista Andaluza de Medicina del Deporte*, v. 9, n. 1, p. 23-28, mar. 2016. Disponível em: <http://scielo.isciii.es/pdf/ramd/v9n1/original5.pdf>. Acesso em: 22 ago. 2018.

TOLEDO, P. C. V. et al. Efeitos da Reeducação Postural Global em escolares com escoliose. *Fisioterapia & Pesquisa*, v. 18, n. 4, p. 329-334, dez. 2011. Disponível em: <http://www.scielo.br/pdf/fp/v18n4/06.pdf>. Acesso em: 22 ago. 2018.

Método McKenzie

Objetivos de aprendizagem

Ao final deste texto, você deve apresentar os seguintes aprendizados:

- Definir os princípios do método McKenzie.
- Descrever as diferentes estratégias de abordagem do método McKenzie.
- Classificar os benefícios propostos pelo método McKenzie.

Introdução

Neste capítulo, você vai estudar o Método McKenzie de Diagnóstico e Terapia Mecânica (MDT). Seu idealizador, Robin McKenzie, modelou o MDT em um fluxo de intervenção que vai desde a avaliação, com procedimentos bem definidos, até a prevenção de disfunções cinéticas. Um dos pilares do tratamento se centra no engajamento do próprio paciente com seu tratamento.

O MDT considera que a maioria das dores musculoesqueléticas é de origem mecânica. Sendo assim, a identificação de posturas, movimentos e atividades que influenciam e desencadeiam a dor pode gerar prescrições de movimentos inversos ou posições que atuam no manejo e na diminuição da dor, além de atuarem no reestabelecimento da função.

O método McKenzie

O método McKenzie foi desenvolvido pelo fisioterapeuta Robin McKenzie, nascido na Nova Zelândia, na cidade de Auckland, em 1931. Em 1956, a partir de suas observações no atendimento de pacientes em seu consultório, ele iniciou a estruturação do método McKenzie, que anos depois foi registrado como **Método McKenzie de Diagnóstico e Terapia Mecânica (MDT)** (MCKENZIE, 2007).

Esse método segue um sistema definido de avaliação e tratamento da coluna, pescoço e extremidades (THE MCKENZIE INSTITUTE INTERNATIONAL, [2018?]). Ele foca também na prevenção de disfunções desses mesmos segmentos (OLIVEIRA et al., 2016; MACHADO et al., 2006). A aplicação do MDT está balizada nas seguintes características:

- classificação disfunções relacionadas coluna, pescoço e extremidades;
- fenômeno da centralização;
- classificação do indivíduo em uma destas três categorias mecânicas:
  1. síndrome do desarranjo;
  2. síndrome de disfunção;
  3. síndrome postural;
- ênfase no engajamento ativo e o mais independente possível por parte do indivíduo em seu tratamento.

As síndromes apresentam as seguintes características:

Síndrome de desarranjo: deformação mecânica de tecidos moles que se centra no posicionamento e no alinhamento anormal entre duas vértebras da coluna vertebral, em especial na região lombar e cervical. Isso se deve a uma disfunção do disco intervertebral, que pode ser por protrusão discal, lesão anular ou herniação do núcleo pulposo. Conforme os diferentes graus de comprometimento dos tecidos moles, essa síndrome pode gerar diferentes níveis de desconforto álgico, constante e irradiado, e alterações posturais, bem como perda parcial ou total de determinados movimentos. Em decorrência desta síndrome, podem-se desenvolver alterações nas curvas fisiológicas da coluna vertebral, como cifoses, escolioses e até mesmo hiperlordoses.

Síndrome de disfunção: deformação mecânica de tecidos moles que se centra no encurtamento adaptativo ou em aderências de tecidos moles. Ao realizar o movimento, o indivíduo apresentará uma perda da amplitude de movimento, ficando com o movimento limitado; ao exceder esses graus de amplitude dentro desse limite, gerará um aumento de tensão músculo-articular, que provocará dor antes de atingir a amplitude máxima do segmento. Geralmente, a dor referida nesta síndrome é local, e apenas quando os tecidos moles são colocados em situação de estresse — exceto quando a aderência envolve raiz nervosa, podendo então ser uma dor irradiada e com característica intermitente.

Síndrome postural: deformação mecânica de tecidos moles resultado de tensões posturais. A manutenção de determinadas posições coloca os tecidos moles em diferentes graus de tensão prolongada, o que poderá promover eventual quadro álgico localizado. A síndrome postural geralmente apresenta uma dor localizada intermitente, resultante da manutenção prolongada de determinada posição; essa dor diminui ou é abolida com a mudança de posicionamento.

> **Saiba mais**
>
> Se não receberem a devida atenção e não forem tratadas, a síndrome postural e a síndrome de disfunção podem evoluir para a síndrome de desarranjo.

As estratégias de abordagem do método McKenzie

O MDT apresenta uma abordagem bem definida e centralizada em quatro etapas. Vejamos a descrição de cada uma delas (THE MCKENZIE INSTITUTE INTERNATIONAL, [2018?]).

- **Etapa 1 — Avaliação:** a avaliação é um processo bem definido e comprovado, que subsidia o fisioterapeuta a classificar o paciente nos diferentes grupos de dor mecânica (desarranjo, disfunção e postural). Essa classificação proveniente de uma avaliação bem estruturada permite o tratamento ou a estratégia adequada para o paciente.
- **Etapa 2 — Classificação:** nesta etapa o paciente é classificado em uma das síndromes, e seu tratamento recebe um desenho de acordo com sua natureza única, com procedimentos mecânicos específicos, que incluem movimentos repetidos e posturas mantidas. Indivíduos que não se enquadram em uma das três síndromes serão classificados em um grupo chamado de "outros", que inclui patologias graves, causas não mecânicas, dor crônica sem causa mecânica definida, entre outros.
- **Etapa 3 — Tratamento:** o tratamento proposto pelo MDT ressalta a informação, a educação e o envolvimento ativo do paciente em seu tratamento. Os pacientes são encorajados a se autotratar e a assumir a responsabilidade sobre seu autotratamento. Em decorrência disso, as

forças geradas pelo paciente são usadas como primeiro recurso, mas, quando essas forças são insuficientes, elas são complementadas por forças geradas pelo fisioterapeuta (por exemplo, mobilização, manipulação, entre outras). De maneira geral, os tratamentos assumem estas modelagens:

- Na síndrome de desarranjo, o paciente move-se na direção que centraliza os sintomas ou que produz uma redução duradoura na sua intensidade.
- Na síndrome de disfunção, são prescritos exercícios que, quando aplicados por um período de tempo, remodelam os tecidos moles.
- Na síndrome postural, o paciente adota posturas que mantêm a articulação em uma posição neutra, evitando carga prolongada na amplitude final dos tecidos.

- **Etapa 4 — Prevenção:** uma vez que tenha aprendido a se autotratar, o paciente pode reproduzir os movimentos e posturas prescritos a ele para prevenir a recorrência da disfunção inicial. Isso é importante porque, segundo pesquisas, a dor, em particular a na coluna, tende a se repetir, e as recorrências frequentemente acontecem com mais gravidade. Sendo assim, segundo o MDT, prevenir a recorrência é mais importante do que fornecer alívio no curto prazo, por meio de tratamento passivo.

Link

Para conhecer as fichas de avaliação propostas pelo MDT, você pode acessar link a seguir.

https://goo.gl/ySe16m

Benefícios do MDT

Existem benefícios descritos e sustentados por pesquisas que avalizam o método. Segundo o Instituto McKenzie e a obra literária produzida por Robin McKenzie, os benefícios propostos pelo método estão centrados em cinco elementos (THE MCKENZIE INSTITUTE INTERNATIONAL, [2018?]; OLIVEIRA et al., 2016; MCKENZIE, 2007):

- **Avaliação confiável:** os procedimentos de avaliação do MDT se apresentam de forma sólida e bem estruturada, permitindo que o fisioterapeuta possa identificar as disfunções do indivíduo com clareza e classificá-lo de acordo com o MDT.
- **Prognóstico precoce:** os procedimentos seguidos na avaliação do MDT possibilitam estabelecer o prognóstico do indivíduo geralmente entre a primeira e a segunda consulta.
- **Foco no autotratamento:** a proposta enfática de autotratamento habilita o paciente e promove um forte senso de independência. Estudos demonstram que pacientes que são habilitados a participar de seu próprio tratamento adquirem as habilidades, o conhecimento, a competência e a confiança que culminam em resultados benéficos.
- **Melhores resultados:** os procedimentos de avaliação bem estruturados do MDT permitem uma rápida determinação de quem e quais os pacientes se beneficiarão do tratamento e dos princípios do método. Isso aumenta as chances de se obter resultados mais assertivos. Diversos estudos demonstraram que a aplicação do MDT é capaz de reduzir as taxas de intervenções cirúrgicas, e apresenta melhores resultados do que a terapia manipulativa centrada somente na coluna vertebral ou no exercício prescrito de maneira geral. Outros estudos demonstram que a abordagem com um programa de exercícios específico para o paciente, baseado em um sistema de classificação que monitora respostas sintomáticas e mecânicas, obtém melhores resultados do que a terapia com exercícios não específicos.
- **Prevenção de recorrências:** como o MDT tem forte foco no autotratamento e na habilitação do paciente para se autotratar, esses pacientes tornam-se capazes de iniciar o tratamento no primeiro sinal de recorrência, o que geralmente minimiza os sintomas, por serem aliviados antes de se agravarem.

Referências

MACHADO, L. A. et al. The McKenzie method for low back pain: a systematic review of the literature with a meta-analysis approach. *Spine (Phila Pa 1976)*, v. 31, n. 9, p. E254-E262, abr. 2006.

MCKENZIE, R. *Trate você mesmo sua coluna*. 2. ed. Belo Horizonte: TTMT, 2007.

OLIVEIRA, I. O. de et al. McKenzie method for low back pain. *Revista Dor*, v. 17, n. 4, p. 303-306, dez. 2016. Disponível em: <http://www.scielo.br/pdf/rdor/v17n4/pt_1806-0013-rdor-17-04-0303.pdf>. Acesso em: 19 ago. 2018.

THE MCKENZIE INSTITUTE INTERNATIONAL. [2018?]. Disponível em: <http://www.mckenzieinstitute.org/>. Acesso em: 19 ago. 2018.

Leituras recomendadas

ANDRADE, T. M.; MENDONÇA, E. M. T. Método McKenzie como protocolo de tratamento em hérnia de disco lombar. *Revista Interdisciplinar*, v. 9, n. 3, p. 130-137, jul./set. 2016. Disponível em: <https://revistainterdisciplinar.uninovafapi.edu.br/index.php/revinter/article/view/976/pdf_348>. Acesso em: 19 ago. 2018.

HERNANDEZ, G. A.; ZAMORA SALAS, J D. Ejercicio físico como tratamiento en el manejo de lumbalgia. *Revista de Salud Pública*, v. 19, n. 1, p. 123-128, fev. 2017. Disponível em: <http://www.scielo.org.co/pdf/rsap/v19n1/0124-0064-rsap-19-01-00123.pdf>. Acesso em: 19 ago. 2018.

Método de estabilização central — *core training*

Objetivos de aprendizagem

Ao final deste texto, você deve apresentar os seguintes aprendizados:

- Listar os principais músculos envolvidos na estabilização central.
- Definir os objetivos e a aplicação do método de estabilização central na reabilitação física.
- Planejar intervenções práticas utilizando exercícios de estabilização central.

Introdução

Neste capítulo, você vai ver que o método de estabilização central — *core training* (MEC) aprimora a força e a estabilidade dos músculos do núcleo central do corpo, ou seja, do *core*. O MEC proporciona o incremento de algumas valências físicas relacionadas à *performance*, como a força e a potência muscular, bem como um controle neuromuscular mais competente. Ele também contribui para a prevenção e a diminuição das lesões que envolvam os músculos e as articulações.

Os músculos do *core*

O MEC proporciona o incremento e a otimização da estabilidade dos músculos do *core*. As estruturas osteoarticulares e musculares que compõem o *core*, coordenadas pelo sistema de controle neuromuscular, têm a capacidade de controlar e estabilizar a posição e a trajetória do tronco na sua amplitude de movimento nas atividades funcionais e até na execução do gesto esportivo (VERA-GARCÍA et al., 2015; LIEBMAN, 2015; FARIES; GREENWOOD, 2007; AKUTHOTA; NADLER, 2004).

O MEC atua favorecendo a mobilização distal, pois, para uma mobilidade distal acurada, é necessária a estabilização central adequada. Para favorecer a estabilidade necessária nas atividades funcionais, prevenir o aparecimento de lesões e incrementar a *performance*, é fundamental conhecer os músculos que compõem o *core* e suas características. Os músculos do *core* são classificados em músculos globais, músculos locais e outros. Vejamos cada um deles (EVANGELISTA; MACEDO, 2011; SANTOS; FREITAS, 2010; AKUTHOTA; NADLER, 2004).

- **Músculos globais — dinâmicos, fásicos e produção de torque**
  - **Reto abdominal:** aumento da pressão intra-abdominal (defecação, vômito, parto).
  - **Oblíquo externo:**
    – **Contração unilateral:** rotação com o tórax rodando para o lado oposto.
    – **Contração bilateral:** flexão do tronco e aumento da pressão intra-abdominal.
  - **Oblíquo interno (fibras anteriores):** igual ao oblíquo externo, porém realiza a rotação do tórax para o mesmo lado.
  - **Iliocostal (porção torácica):**
    – **Unilateral:** flexão lateral da cabeça ou coluna.
    – **Bilateral:** extensão da cabeça e parte da coluna.
- **Músculos locais — posturais, tônicos, estabilizadores segmentares**
  - **Multífidos:** estabilização, extensão da coluna e rotação e flexão lateral.
  - **Psoas maior:** flexão do quadril, flexão da coluna lombar (30° a 90°) e inclinação homolateral.
  - **Transverso do abdômen:** aumento da pressão intra-abdominal e estabilização da coluna lombar.
  - **Quadrado lombar:** inclinação homolateral do tronco e depressão da 12ª costela.
  - **Diafragma:** durante a inspiração, o diafragma contrai, aumentando a capacidade do tórax; durante a expiração, o diafragma relaxa e assume o formato de abóbada.
  - **Oblíquo interno (fibras posteriores):** igual ao oblíquo externo, porém realiza a rotação do tórax para o mesmo lado.
  - **Iliocostal e longuíssimo do dorso (porção lombar):** extensão da coluna e flexão lateral quando ativo de um lado apenas.

- **Outros — músculos e fáscias a serem considerados**
  - **Glúteos:**
    - **Máximo:** extensão e rotação lateral do quadril.
    - **Médio:** abdução e rotação medial do quadril.
  - **Músculos que constituem o assoalho pélvico:** ao serem contraídos, suspendem os órgãos pélvicos.
  - **Fáscia toracolombar:** cobre os músculos profundos do dorso, permitindo que o *core* seja integrado a uma cadeia cinética.

O *core* é composto por 29 pares de músculos, localizados no tronco, na pelve e no quadril. Os músculos globais e locais são responsáveis pela estabilização e execução de movimentos específicos, respectivamente. Os outros músculos e fáscias complementam a ação do *core*.

Saiba mais

As fibras musculares são classificadas da seguinte maneira:

Classificação (fibras musculares)	Terminologia	
	Músculo tônico	**Músculo fásico**
Coloração	Vermelha	Branca
Fisiologia	Contração lenta	Contração rápida
Metabolismo	Oxidativo	Glicolítico
Limiar de fadiga	Alta resistência à fadiga	Baixa/moderada resistência à fadiga

Fonte: Adaptado de Minamoto (2005).

Objetivos do método de estabilização central na reabilitação física

O objetivo do MEC na reabilitação física está centrado em proporcionar ao indivíduo o incremento de algumas valências físicas relacionadas à *performance*, como força e potência muscular, bem como um controle neuromuscular mais competente. Assim, atua de maneira antecipatória nos músculos do *core*, local onde se iniciam os movimentos corporais, permitindo a aceleração e desaceleração, além da estabilização dinâmica, durante os movimentos funcionais ou do gesto esportivo.

Um ponto importante do MEC também é proporcionar movimentos mais acurados dos segmentos distais, já que uma boa estabilização dinâmica promovida pelo *core* favorece a produção, a transferência e o controle de forças para o movimento apendicular (SANTOS; FREITAS, 2010).

Existem alguns objetivos da aplicação do MEC que estão intimamente relacionados à prevenção, reabilitação física e qualidade de vida. Por exemplo, a diminuição da incidência de dor da região lombar, de espondilólise e espondilolistese; a melhora da condição do alinhamento e equilíbrio postural dinâmico e estático; a prevenção de lesões músculo-tendinosas e articulares em região central e apendicular, como lesões dos ligamentos do joelho.

Um estudo demonstrou que mulheres atletas que participaram do MEC apresentaram um diminuição de 72% de lesões mais traumáticas nos ligamentos do joelho, quando comparadas com mulheres atletas que não participaram do treinamento (HEWETT et al., 1999 apud SANTOS; FREITAS, 2010).

Planejamento das intervenções com exercícios de estabilização central

O planejamento das intervenções fisioterapêuticas utilizando os exercícios de estabilização central passam, primeiramente, por uma avaliação cinético-funcional realizada pelo fisioterapeuta. Somente após essa avaliação é que se poderá prescrever os exercícios com uma maior assertividade aos objetivos propostos (LANCHA JÚNIOR; LANCHA, 2016; KISNER; COLBY, 2016).

A prescrição dos exercícios de estabilização central deve ser bem planejada, de modo a promover uma progressão adequada ao paciente e aos objetivos propostos pela avaliação cinético-funcional (BRODY; HALL, 2012).

Para a prescrição e o planejamento, devemos levar em consideração os músculos globais e locais. Os músculos locais são os responsáveis em promover as condições de estabilização antes de o movimento ocorrer. Eles são recrutados milésimos de segundos antes dos músculos globais. Por sua vez, os músculos os globais são recrutados após os locais estabelecerem condições necessárias de estabilização da coluna para que o movimento ocorra, sendo os responsáveis pelo auxílio na realização das atividades da vida diária (AVDs).

O MEC deve apresentar programas de exercícios desafiadores para os músculos do *core*, que propiciem a melhora da estabilidade, do equilíbrio e da propriocepção em ambientes provocativos, porém controlados, rico em demandas proprioceptivas. O uso de materiais e equipamentos é uma estratégia interessante. Esses materiais podem ser superfícies instáveis, barras flexíveis, sistemas de cabos e polias e fitas de suspenção, roda para exercício abdominal, entre outros. Importante salientar que esses equipamentos e materiais não são os mais indicados para o treinamento de força do *core*, limitando-se apenas ao desenvolvimento da estabilidade.

> **Exemplo**
>
> Os indivíduos com lombalgia referida apresentam um déficit no padrão de recrutamento das unidades motoras dos músculos locais, então, os músculos locais são recrutados juntamente com os globais. Esse recrutamento simultâneo gerará dor lombar ao movimento, pois o mesmo não apresentará uma estabilização adequada e antecipada.

O programa de exercícios do MEC deve evocar a musculatura estabilizadora, promover o aprendizado e o reaprendizado neuromotor dos músculos inibidos e propiciar a conscientização do movimento e das contrações musculares, em especial dos multífidos e do transverso do abdômen.

Em geral, o programa do MEC é dividido em etapas que se iniciam com o isolamento da contração até a incorporação dessas contrações durante as AVDs em atividades multidimensionais. Essa etapa final geralmente exige a utilização de matérias e equipamentos. A progressão das etapas irá depender unicamente das habilidades do paciente em ativar a musculatura estabilizadora, avaliadas pelo fisioterapeuta em suas avaliações e reavaliações cinético-funcionais (WILLSON et al., 2005).

A progressão das etapas deve respeitar uma evolução na prescrição realizada pelo fisioterapeuta e também nas habilidades desenvolvidas pelo paciente. Podemos exemplificar isso da seguinte maneira: os exercícios devem evoluir do simples para o mais complexo; da velocidade lenta para a rápida; do estável para o instável; da utilização de pouca força para muita força; e, por fim, do geral para o específico.

Os exercícios devem ser realizados em duas series de 12 repetições, com contrações isométricas de cinco segundos, evoluindo até os 20 segundos. A partir daí, pode-se evoluir para o próximo nível, utilizando equipamentos e/ou exercícios multidimensionais. Lembre-se: devemos sempre respeitar os limites fisiológicos e clínicos do nosso paciente e atuar com parcimônia.

Saiba mais

Uma tendência no MEC é o foco no recrutamento dos músculos multífidos e transverso do abdômen em atividades funcionais, pois a contração desses músculos aumenta a rigidez do tronco e a pressão intra-abdominal, proporcionando carga mínima para a coluna lombar. Alguns estudos consideram a ação do músculo transverso do abdômen necessária para a estabilidade da coluna vertebral. Quando existe dor na coluna, muitas vezes há um déficit funcional do músculo transverso do abdômen. Um exemplo de exercício proposto pelo MEC para o músculo transverso do abdômen é conhecido como "ponte lateral", em inglês *side bridge* (SANTOS; FREITAS, 2010; WILLSON et al., 2005; AKUTHOTA; NADLER, 2004).

Referências

AKUTHOTA, V.; NADLER, S. F. Core strengthening. *Archives of Physical Medicine and Rehabilitation*, v. 85, n. 3, supl. 1, p. S86-S92, mar. 2004.

BRODY, L. T.; HALL, C. M. *Exercício terapêutico*: na busca da função. 3. ed. Rio de Janeiro: Guanabara Koogan, 2012.

EVANGELISTA, A. L.; MACEDO, J. *Treinamento funcional e core training*: exercícios práticos aplicados. São Paulo: Phorte, 2011.

FARIES, M. D.; GREENWOOD, M. Core training: stabilizing the confusion. *Strength and Conditioning Journal*, v. 29, n.2, p. 10-25, abr. 2007. doi: 10.1519/00126548-200704000-00001.

KISNER, C.; COLBY, L. A. *Exercícios terapêuticos*: fundamentos e técnicas. 6. ed. Barueri, SP: Manole, 2016.

LANCHA JÚNIOR, A. H.; LANCHA, L. O. (Org.). *Avaliação e prescrição de exercícios físicos*: normas e diretrizes. Barueri, SP: Manole, 2016.

LIEBMAN, H. L. *Estabilidade do core*: anatomia ilustrada: guia completo de exercícios. Barueri, SP: Manole, 2015.

MINAMOTO, V. B. Classificação e adaptações das fibras musculares: uma revisão. *Fisioterapia e Pesquisa*, v. 12, p. 50-55, 2005. Disponível em: <http://www.revistas.usp.br/fpusp/article/view/76719/80541>. Acesso em: 20 ago. 2018.

SANTOS, J. P. M. dos; FREITAS, G. F. P. de. Core stability training method. *Semina*: Ciências Biológicas da Saúde, v. 31, n. 1, p. 93-101, jan./jun. 2010. Disponível em: <http://www.uel.br/revistas/uel/index.php/seminabio/article/view/6609/5997>. Acesso em: 20 ago. 2018.

VERA-GARCÍA, F. J. et al. Core stability: evaluación y criterios para su entrenamiento. *Revista Andaluza de Medicina del Deporte*, v. 8, n. 3, p. 130-137, set. 2015. Disponível em: <http://scielo.isciii.es/pdf/ramd/v8n3/revision3.pdf>. Acesso em: 20 ago. 2018.

WILLSON, J. D. et al. Core stability and its relationship to lower extremity function and injury. *Journal of the American Academy of Orthopaedic Surgeons*, v. 13, n. 5, p. 316-325, set. 2005.

Leituras recomendadas

DELAVIER, F.; GUNDILL, M. *Treinamento do core*: abordagem anatômica. Barueri, SP: Manole, 2013.

ELISWORTH, A. *Treinamento do core*: anatomia ilustrada: guia completo para o fortalecimento do core. Barueri, SP: Manole, 2012.

TEIXEIRA, C. L. A. S.; EVANGELISTA, A. L. Treinamento funcional e core training: definição de conceitos com base em revisão de literatura. *EFDeportes.com*: Revista Digital, ano 18, n. 188, jan. 2014. Disponível em: <http://www.efdeportes.com/efd188/treinamento-funcional-e-core-training.htm>. Acesso em: 20 ago. 2018.

Exercícios em suspenção — *sling training, sling desk therapy*, TRX®

Objetivos de aprendizagem

Ao final deste texto, você deve apresentar os seguintes aprendizados:

- Reconhecer as diferentes formas de exercícios em suspensão.
- Identificar os objetivos dos exercícios em suspensão.
- Elaborar intervenções utilizando exercícios em suspensão.

Introdução

Neste capítulo, você vai estudar os exercícios em suspensão. Eles são realizados com equipamentos portáteis, basicamente compostos por fitas, que permitem a suspensão do corpo ou segmento corporal. Esses exercícios se baseiam no uso do peso do corpo como elemento para o desenvolvimento de força, flexibilidade, estabilidade do *core*, equilíbrio e coordenação.

Os exercícios em suspensão se apresentam como uma alternativa eficiente e eficaz para as condutas fisioterapêuticas, quando se objetiva a prevenção e a recuperação das lesões que envolvam os músculos e as articulações.

Os exercícios em suspensão

Os exercícios realizados em suspensão são feitos com o uso de um equipamento portátil, basicamente composto por fitas, que permitem a suspensão do corpo ou segmento corporal na realização dos exercícios (MANZANO, 2011). Esses exercícios se baseiam no uso do peso do corpo como elemento para o desenvolvimento de força, flexibilidade, estabilidade do core, equilíbrio e coordenação (ALMEIDA, 2014).

Os exercícios em suspensão podem ser realizados por indivíduos que apresentem diferentes níveis de habilidade e condicionamento físico. Eles podem ser mais um recurso terapêutico a se incrementar nas condutas fisioterapêuticas voltadas à reabilitação física, principalmente nas alterações posturais, prevenção e recuperação de lesões osteo-músculo-tendinosas, incremento do treinamento sensório-motor, como desenvolvimento de consciência sinestésica e controle postural (SLING TRAINING, 2018).

Existem diversos métodos e técnicas para a realização dos exercícios em suspensão, como o *sling training*, o *total body resistance exercise* — TRX® e o *sling desk therapy*.

O **sling training** é uma técnica baseada em princípios neurofisiológicos e da fisiologia do sistema muscular, propiciando o desenvolvimento e a aquisição de estabilização articular a partir de estímulos de instabilidade, de maneira rápida e intensa. A técnica inicialmente foi desenvolvida pelo fisioterapeuta alemão Hannspeter Meier para o tratamento de lesões em atletas de futebol de alto nível. Ela se mostrou muito eficiente e eficaz na resolutividade das lesões, contribuindo para que os atletas voltassem às suas atividades em um menor espaço de tempo.

Atualmente, o *sling training* é utilizado não só para o tratamento, mas também para a prevenção de lesões osteo-músculo-tendinosas. Para a realização dessa técnica, é preciso utilizar o *sling trainer*, um equipamento extremamente simples e de baixo custo, que pode ser facilmente transportado. Ele é composto apenas por uma corda e duas alças (SLING TRAINING, 2018).

Outro método de exercícios em suspensão é o *total body resistance exercise*, mais conhecido como **TRX**. Esse método foi desenvolvido por indivíduos das forças de operações especiais da marinha dos Estados Unidos, conhecidos como Navy Seal, capitaneado por Randy Hetrick.

O TRX utiliza um equipamento compacto, constituído basicamente de fitas e um ponto de ancoragem, que permite sua instalação em quase todos os lugares, como clínicas de fisioterapia, academias, na própria residência ou ainda em quartos de hotel, para os que viajam muito. Assim como o *sling training*, o TRX propicia a prevenção e a reabilitação física de afecções funcionais relacionadas aos sistemas osteo-músculo-tendinosos (TRX, 2018; MANZANO, 2011).

Entre a gama de métodos e técnicas para a realização de exercícios em suspensão, encontramos ainda o ***sling desk therapy***. Essa forma de intervenção terapêutica consiste em suspender o corpo ou apenas alguns de seus segmentos com um conjunto de alças e cordas, que anula a força da gravidade, promovendo uma sensação de relaxamento e bem-estar no indivíduo e contribuindo para a modulação das dores musculares e articulares. Visualize esse método na Figura 1.

Nesse método, a suspensão permite ao fisioterapeuta realizar, de forma mais eficaz e com menos esforço, manipulações articulares, musculares, na coluna vertebral e nos membros superiores e inferiores, por meio de descompressões, trações, mobilizações e alongamentos (SLING TRAINING, 2018).

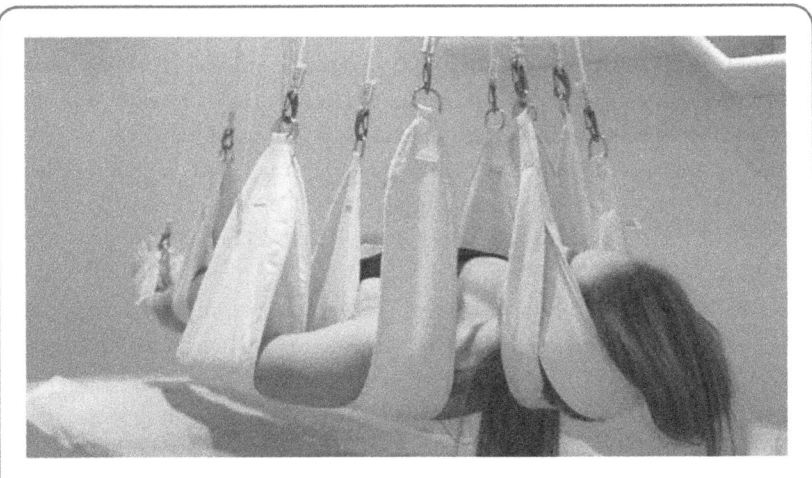

Figura 1. Paciente suspenso com o *sling desk therapy*.
Fonte: Dilascio (2012).

Objetivos dos exercícios em suspensão

Sob a ótima da fisioterapia, os exercícios em suspensão apresentam objetivos únicos e bem definidos, alinhados à semiologia, às práticas e condutas fisioterapêuticas. A prescrição desse tipo de exercício pode objetivar o caráter preventivo (EL EJERCICIO..., 2013) ou reabilitador (SLING TRAINING, 2018).

Os métodos e técnicas *sling training*, TRX, *sling desk therapy* são indicados como procedimentos de intervenção, que auxiliam na reabilitação física ao evocar respostas dos sistemas fisiológicos, em especial os sistemas cardiovascular, respiratório, nervoso e osteo-músculo-tendinoso. Isso contribui para a modulação e homeostasia dos sistemas, impactando diretamente no processo e no progresso de reabilitação física (DUDGEON et al., 2015; DUDGEON et al., 2011).

Byrne et al. (2014) indicam que o treinamento em suspensão, como realizado em seu estudo, parece ser um meio eficaz de aumentar a **ativação muscular**. Em outro estudo conduzido com a aplicação do TRX, objetivando a prática com idosos, os autores concluíram que todos os participantes notaram efeitos positivos e que o **incremento da força muscular** foi o destaque (GAEDTKE; MORAT, 2015).

Os exercícios em suspenção **ativam mais eficazmente os músculos** do *core* (MOK et al., 2015), como os transversos do abdômen, reto abdominal, oblíquo externo e multífidos lombares (FONG et al., 2015). Isso contribui para uma **estabilização mais adequada do tronco**, devido à melhora da força muscular, o que impacta positivamente na **diminuição da dor de indivíduos com lombalgia**, melhorando sua capacidade funcional (YOU et al., 2015). Alguns estudos consideram a ação do músculo transverso do abdômen como necessária para a estabilidade da coluna vertebral, e quando existe dor referida na coluna, muitas vezes há um déficit funcional do músculo transverso do abdômen (RAMOS, 2011).

Diante do exposto, a ativação muscular nos exercícios em suspensão é maior e mais efetiva quando comparado com os exercícios tradicionais (AGUILERA-CASTELLS et al., 2018). Por isso, eles estariam indicados para dores pós-lesões ou pós-cirúrgicas; incremento da *performance* muscular; melhora da flexibilidade; melhora do equilíbrio; incremento da força muscular, em especial dos músculos que compõe o núcleo central do corpo (*core*) e ativação da musculatura profunda estabilizadora; síndromes dolorosas dos membros superiores e inferiores; correções posturais; otimização do sistema sensório-motor.

Exemplo

Por conta dessa gama de indicações dos exercícios em suspensão, crianças, idosos e gestantes, também poderão se beneficiar. Um exemplo é a indicação preventiva e atenuante das dores na região lombar para gestantes. Para crianças, além de os exercícios em suspensão apresentarem forte indicação no processo reabilitador de afecções neurofuncionais, eles apresentam um caráter lúdico e motivador.

Planejamento das intervenções com exercícios em suspensão

O planejamento das intervenções fisioterapêuticas utilizando os exercícios em suspensão passam, primeiramente, por uma avaliação cinético-funcional realizada pelo fisioterapeuta. Somente após essa avaliação é que se poderá prescrever exercícios em com uma maior assertividade dos objetivos propostos (LANCHA JÚNIOR; LANCHA, 2016; KISNER; COLBY, 2016).

A prescrição dos exercícios em suspensão deve ser bem planejada, de modo a promover uma progressão adequada ao paciente e aos objetivos propostos quando da avaliação cinético-funcional (BRODY; HALL, 2012).

No planejamento dos exercícios suspensos existe uma etapa muito importante, que é a de verificação das condições do equipamento, já que estes exercícios necessariamente exigem que o corpo ou segmento(s) corporal(is) estejam suspensos. Sendo assim, a revisão e a verificação da segurança do equipamento, bem como o seu uso adequado, torna-se fundamental para evitar acidentes.

Outros pontos importantes devem ser levados em consideração, pois algumas situações exigem atenção redobrada por parte do fisioterapeuta ou até mesmo são contraindicadas, como:

- fraturas em período de consolidação;
- artrodese e osteotomia;
- acúmulo de líquido na articulação (derrame articular);
- processos infecciosos e inflamatórios agudos;
- anquilose total;
- excesso de dor articular com intolerância ao movimento;
- hiperlaxidão articular;
- tumores ósseos;
- osteopenia e osteoporose;
- condições de instabilidade cardiovascular;
- período pós-cirúrgico de reconstrução ligamentar, tendinosa e/ou muscular (principalmente o imediato);
- período pós-cirúrgico de tecidos tegumentares;

> **Fique atento**
>
> Deve-se ter cautela ao prescrever exercícios em suspensão para pacientes com hipertensão arterial ou cardiopatia. Esse tipo de exercício pode produzir situações de resposta que aumentam a pressão arterial. Os exercícios em suspensão devem ser realizados com uma respiração continua, evitando a manobra de Valsalva (elevação da pressão arterial associada a um esforço de alta intensidade) (KISNER; COLBY, 2016; HOUGLUM, 2015; BRODY et al., 2012).

Também devemos levar em consideração com maior atenção a idade e a condição clínica do paciente, os músculos deficitários, o nível atual de treinamento e atividade, os objetivos (força, potência e *endurance*, entre outros) e a etiologia do déficit do desempenho muscular. A cada exercício em suspensão proposto devemos verificar o posicionamento adequado do paciente e o plano de movimento, a velocidade do movimento, o número de repetições, a dificuldade do exercício proposto, a duração do treinamento, o intervalo de repouso entre os movimentos, a vestimenta adequada e o gesto do movimento (analítico ou global) (KISNER; COLBY, 2016; HOUGLUM, 2015; BRODY et al., 2012).

> **Fique atento**
>
> Ao trabalhar com exercícios em suspensão, a gravidade, a instabilidade e o movimento podem gerar respostas neuromusculares não apenas em um local ou grupo muscular, mas em uma ou mais cadeias musculares, integrando força, equilíbrio e flexibilidade, estímulos proprioceptivos, reflexos medulares e coordenação intra e intermuscular.

As etapas a serem levadas em consideração ao trabalhar com exercícios em suspensão são as seguintes:

- avaliação cinético-funcional;
- prescrição dos exercícios em suspensão;
- elaboração do desenho das sessões de acordo com a aptidão e condições do paciente;

- verificação e revisão das condições do equipamento para a realização dos exercícios em suspensão;
- auxílio e supervisão do paciente durante as sessões para a realização dos exercícios em suspensão;
- reavaliações cinético-funcionais para verificar o progresso do paciente.

Link

No link a seguir, você encontra um vídeo que mostra alguns exercícios em suspensão que você pode prescrever a seus pacientes, de acordo com suas necessidades.

https://goo.gl/waCpQc

Referências

AGUILERA-CASTELLS, J. et al. Muscle activation in suspension training: a systematic review. *Sports Biomechanics*, v. 14, p. 1-21, jun. 2018. doi: 10.1080/14763141.2018.1472293.

ALMEIDA, C. L. de. Treinamento suspenso: aplicações no treinamento funcional e do core. *EFDeportes.com*: Revista Digital, año 19, n. 199, dez. 2014.

BRODY, L. T.; HALL, C. M. *Exercício terapêutico*: na busca da função. 3. ed. Rio de Janeiro: Guanabara Koogan, 2012.

BYRNE, J. M. et al. Effect of using a suspension training system on muscle activation during the performance of a front plank exercise. *The Journal of Strength & Conditioning Research*, v. 28, n. 11, p. 3049-3055, nov. 2014. doi: 10.1519/JSC.0000000000000510.

DILASCIO, F. *Técnica alemã chega ao Brasil para revolucionar preparação de atletas*. 2012. Disponível em: <http://sportv.globo.com/site/noticia/2012/02/tecnica-alema-chega-ao-brasil-para-revolucionar-preparacao-de-atletas.html>. Acesso em: 28 ago. 2018.

DUDGEON, W. D. et al. Effects of suspension training on the growth hormone axis. *Journal of Strength and Conditioning Research*, v. 25, p. S62, mar. 2011. doi: 10.1097/01.JSC.0000395677.91938.83

DUDGEON, W. D. et al. Physiologic and metabolic effects of a suspension training workout. *International Journal of Sports Science*, v. 5, n. 2, p. 65-72, 2015. Disponível em: <http://article.sapub.org/10.5923.j.sports.20150502.04.html>. Acesso em: 28 ago. 2018.

EL EJERCICIO en suspensión clave para la prevención de lesiones. 2013. Disponível em: <http://www.sportraining.es/2013/06/05/el-ejercicio-en-suspension-clave-para-la--prevencion-de-lesiones/>. Acesso em: 28 ago. 2018.

FONG, S. S. M. et al. Core muscle activity during TRX suspension exercises with and without kinesiology taping in adults with chronic low back pain: implications for rehabilitation. *Evidence-Based Complementary and Alternative Medicine*, v. 25, ID 910168, 2015. http://doi.org/10.1155/2015/910168.

GAEDTKE, A.; MORAT, T. TRX suspension training: a new functional training approach for older adults — development, training control and feasibility. *International Journal of Exercise Science*, v. 8, n. 3, p. 224-233, 2015.

HOUGLUM, P. A. *Exercícios terapêuticos para lesões musculoesqueléticas*. 3. ed. Barueri, SP: Manole, 2015.

KISNER, C.; COLBY, L. A. *Exercícios terapêuticos*: fundamentos e técnicas. 6. ed. Barueri, SP: Manole, 2016.

LANCHA JÚNIOR, A. H.; LANCHA, L. O. P. (Org.). *Avaliação e prescrição de exercícios físicos*: Normas e Diretrizes. Barueri, SP: Manole, 2016.

MANZANO, B. L. TRX entrenamiento en suspensión. *Revista Sport Training*, p. 42-47, 2011. Disponível em: <http://www.fibersalud.es/wp-content/uploads/2011/07/TRX1.pdf>. Acesso em: 28 ago. 2018.

MOK, N. W. et al. Core muscle activity during suspension exercises. *Journal of Science and Medicine in Sport*, v. 18, n. 2, p. 189-194, mar. 2015.

RAMOS, L. A. V. et al. Ativação do músculo transverso do abdome em indivíduos com e sem lombalgia crônica inespecífica. *Revista Terapia Manual*, v. 9, n. 46, p. 695-699, 2011.

SLING TRAINING. 2018. Disponível em: <http://slingtraining.com.br>. Acesso em: 28 ago. 2018.

TRX. 2018. Disponível em: <https://www.trxtraining.com>. Acesso em: 28 ago. 2018.

YOU, Y.-L. et al. The effect of six weeks of sling exercise training on trunk muscular strength and endurance for clients with low back pain. *Journal of Physical Therapy Science*, v. 27, n. 8, p. 2591-2596, 2015. http://doi.org/10.1589/jpts.27.2591.

Leituras recomendadas

DELAVIER, F.; GUNDILL, M. *Treinamento do core*: abordagem anatômica. Barueri, SP: Manole, 2013.

EVANGELISTA, A. L.; MACEDO, J. *Treinamento funcional e core training*: exercícios práticos aplicados. São Paulo: Phorte, 2011.